PETIT CARNET BIEN-ÊTRE

Gala Avanzi, de *Gala's Blog*

JE FAIS MES COSMÉTIQUES 100 % NATURELS

50 recettes et conseils beauté et bien-être

LAROUSSE

Sommaire

Je fais mes cosmétiques maison !

Vous rêvez de faire vous-même vos cosmétiques maison, mais vous n'avez jamais osé vous lancer ? Trop compliqué, pas le temps, moins efficaces que les produits du commerce... Détrompez-vous !

➡ Gala et la cosmétique maison, toute une histoire !

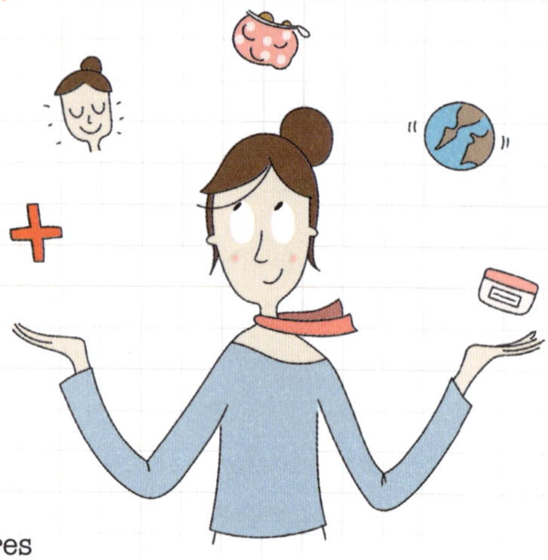

Je m'appelle Gala et j'ai débuté la cosmétique maison il y a 4 ans. Depuis, je ne m'arrête plus ! J'adore créer de nouvelles recettes, tester, échouer parfois, et souvent réussir à réaliser des soins d'autant plus efficaces qu'ils sont parfaitement adaptés à mes besoins. En 2014, j'ai créé un blog pour partager certaines de mes recettes. Dans cet ouvrage, je vais vous livrer mes petits secrets, mes astuces et mes meilleures recettes pour que vos placards de salle de bains soient 100 % fait maison.
Réaliser ses cosmétiques, c'est très facile, d'autant que je privilégie des recettes avec peu d'ingrédients et peu d'étapes de fabrication : on va au plus simple et au moins cher !

➡ L'essayer, c'est l'adopter !

La cosmétique maison désigne l'art de réaliser soi-même des gels douche, des shampoings, des crèmes hydratantes et même du maquillage !
On imagine souvent à tort que c'est fastidieux et compliqué... en un mot, que cette activité est inaccessible, mais en fait, c'est tout le contraire ! C'est très facile, peu coûteux et, surtout, très ludique ! La réalisation de ces produits est accessible à tous et seuls quelques gestes de base sont à connaître. Les recettes que vous trouverez dans ce carnet requièrent généralement 5 ou 6 ingrédients et leur temps de fabrication n'excède pas 20 minutes. Alors lancez-vous !

Un peu de respect !

La cosmétique maison est fondée sur le respect : celui de l'individu, de la planète et des animaux. Elle permet de réaliser des produits 100 % naturels, issus de l'agriculture biologique (même si les huiles essentielles, les beurres végétaux et les hydrolats bio ont tendance à être plus chers, mieux vaut les privilégier pour éviter tous les pesticides et les solvants issus de la pétrochimie utilisés pour extraire les huiles non bio !).

Quelques règles à ne pas oublier !

- Les usages décrits dans cet ouvrage sont tous valables pour la cosmétique, en utilisation externe.
- Avant utilisation des produits, il faut toujours réaliser un test sur la peau, dans le pli du coude, 48 heures avant.

LES 5 BONNES RAISONS DE FAIRE SES COSMÉTIQUES !

1. Bon pour la santé ! Les autorités sanitaires ont classé certains produits cosmétiques comme cancérigènes ou encore comme perturbateurs endocriniens. Mieux vaut donc éviter de les étaler sur sa peau !

2. Parfait pour avoir une jolie peau ! Les cosmétiques maison – à l'instar des cosmétiques bio – sont très riches en actifs qui ont une action bénéfique pour la peau.

3. Bon pour le porte-monnaie... en évitant de multiplier les ingrédients, la cosmétique maison peut aussi être l'occasion de faire de très belles économies au quotidien.

4. Bon pour la planète ! Les ingrédients utilisés en cosmétique sont incroyablement polluants. Leur bilan environnemental est parfois catastrophique.

5. Et surtout, c'est tellement agréable ! Qui n'est pas fier de réaliser soi-même ses cosmétiques et de se dire « c'est moi qui l'ai fait » ? En tout cas, moi j'adore !

Les incontournables de mon panier

Avec 10, voire 15 ingrédients de base, il est possible de faire presque tous les cosmétiques ! Vous pourrez les trouver très facilement en magasin bio, sur Internet, ou, pour la plupart, en grandes surfaces. Choisissez-les de préférence bio. Et qui sait, vous les avez peut-être même déjà dans vos placards ?

1. Les huiles VÉGÉTALES

➡ Où les acheter

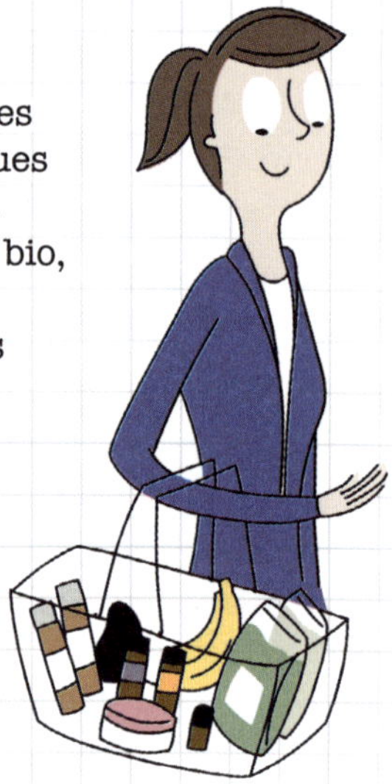

Une huile végétale est obtenue à partir de plantes dites oléagineuses (noix, ...). On privilégie les huiles obtenues par pression à froid (bio), car elles conservent toutes leurs vertus. On peut aussi opter pour des huiles non bio, bien souvent obtenues « à chaud » et extraites à l'aide de solvants. Les huiles obtenues à froid sont réputées plus qualitatives.

- **Coco :** elle convient presque à tous les types de peau, mais pour certaines, elle est comédogène. Puisque cette huile se solidifie à moins de 25 °C, elle permet de faire des baumes riches et des crèmes à la texture plus dense. Choisissez-la « de première pression à froid » et en pot, c'est plus pratique qu'en bouteille lorsqu'elle se solidifie.

- **Ricin :** cette huile multifonction est bénéfique pour tout le corps : peau, cheveux, cils et ongles ! Sa texture est visqueuse et épaisse, particulièrement intéressante pour certaines recettes (voir page 52), à l'instar de l'huile de coco.

- **Les autres huiles végétales** (d'argan, d'arnica, de calophylle, de nigelle, de noisette...) sont à choisir en fonction de votre type de peau, de vos cheveux et de vos besoins.

LÉGENDES

- En magasin bio
- En grande surface ou en pharmacie
- Sur Internet

VOUS AVEZ DIT COMÉDOGÈNE ?

On dit d'un produit qu'il est comédogène quand il favorise l'apparition de boutons et autres imperfections. Les produits comédogènes (certaines huiles végétales notamment) sont donc déconseillés pour les peaux à tendance acnéique.

2. Les huiles ESSENTIELLES

➡ Où les acheter

• Tea tree : elle est indispensable, c'est un antibactérien puissant !

• Les autres huiles essentielles bio (de menthe poivrée, de palmarosa, de sauge sclarée...) sont à choisir en fonction de votre type de peau, de vos cheveux et de vos besoins. 5 ou 6 huiles essentielles différentes sont largement suffisantes (voir *Les huiles essentielles*, p. 14).

BON À SAVOIR !

On utilise fréquemment l'abréviation HE pour parler des huiles essentielles et HV pour les huiles végétales !

3. Les ALIMENTS beauté pour être à CROQUER !

Il existe de nombreux aliments (légumes, épices, condiments...) que vous pouvez utiliser dans vos cosmétiques et principalement dans vos masques maison !

➡ Où les acheter

➡ Ceux à utiliser seuls :

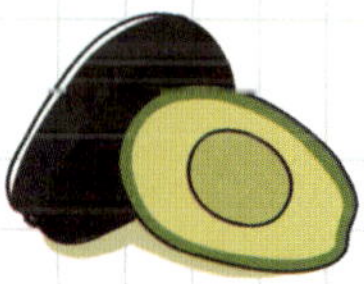

• L'avocat et la banane sont d'excellents soins pour les cheveux secs (à mixer très finement). Ils sont nourrissants et protecteurs.

• La betterave, ou plus précisément le jus de betterave, permet d'obtenir un colorant rose 100 % naturel.

ROUGE À LÈVRES MINUTE !

Pour le confectionner, il vous suffit tout simplement d'appliquer un peu de jus de betterave sur vos lèvres et le tour est joué !

➡ Ceux qui entrent dans la composition de nombreux cosmétiques :

• Le bicarbonate de soude est un antibactérien puissant que l'on retrouve dans de nombreuses recettes de cosmétiques maison : déo, dentifrice, gommage... Choisissez-le écologique, alimentaire ou cosmétique au grain fin.

• Le cacao cru est un actif très riche pour la peau, qu'il rend éclatante. C'est un incontournable en cosmétiques maison. On le retrouve dans les masques, shampoings sec, shampoings solides, poudres pour le visage...

• Le jus de carottes a d'incroyables vertus bonne mine dans des masques pour le visage.

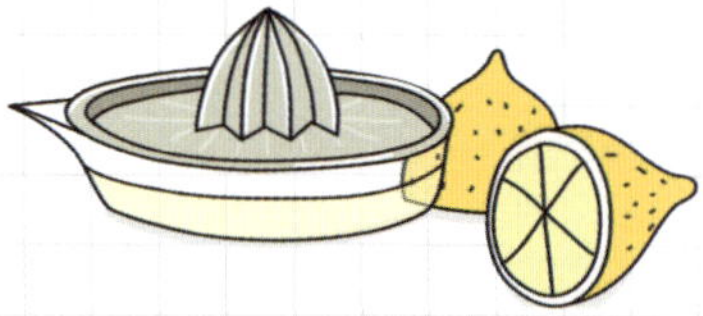

• Le jus de citron est un actif anti-acné très efficace, à incorporer en petite quantité dans des masques pour le visage (si vous n'avez pas la peau réactive et sensible).

• La fécule de maïs, ou arrow-root, est un ingrédient très important (oui oui, c'est bien la Maïzena® !). Matifiante et absorbante, la fécule se retrouve dans de nombreuses recettes : poudre pour le visage, déodorant, fard à paupières, shampoing sec...

• Le lait de coco est excellent pour la peau et les cheveux, à incorporer dans des masques, shampoings... Il apporte douceur et protection à la peau et aux cheveux.

• La spiruline est une algue séchée utilisée comme colorant naturel grâce à sa jolie couleur verte. C'est aussi un actif très puissant et intéressant à incorporer dans vos masques, shampoings... La spiruline a des vertus protectrices, anti-âge et redonne de l'éclat à la peau et aux cheveux.

• Le sucre est indispensable pour les gommages grâce à son côté exfoliant ! Choisissez-le blond ou roux.

4. Les BEURRES

➡ Où les acheter

• Le beurre de cacao est très nourrissant. Comédogène, il convient surtout aux peaux sèches et sensibles et il est principalement utilisé pour le corps. Comme le beurre de karité, il permet d'obtenir des consistances crémeuses, voire solides. Il s'achète en pastilles.

• Le beurre de karité est très nourrissant et non comédogène. Il convient à tous les types de peau et permet d'obtenir des consistances crémeuses.

5. Les bases LAVANTES

➡ Où les acheter

• L'argile verte, rouge et blanche. L'argile est utile dans de nombreuses recettes, pour ses multiples vertus, notamment lavantes et purifiantes : shampoing sec, masques, dentifrice... Si vous ne devez en choisir qu'une, sélectionnez-la en fonction de votre type de peau : la verte est parfaite pour les peaux normales, mixtes et grasses ; la rouge pour les peaux matures et mixtes ; la blanche est adaptée aux peaux sensibles, sèches et aux teints ternes.

ATTENTION !

L'argile ne doit pas être en contact avec du métal, car il lui fait perdre toutes ses vertus. Préférez des cuillères en bois ou, à défaut, en plastique.

• Les poudres lavantes, parmi lesquelles l'arrow-root, la farine de pois chiches, le rhassoul et l'argile verte contiennent de la saponine qui a le même effet lavant que le savon. On peut ainsi laver ses cheveux ou son visage avec de l'arrow-root mélangé à de l'eau !

6. Les CIRES

➡ Où les acheter

• La cire de candelilla est une cire végétale, issue d'un arbuste nommé *Euphorbia antisyphilitica* originaire du Nord du Mexique. Elle permet d'obtenir une consistance à la fois solide et crémeuse.

L'INCONTOURNABLE SCI !

Ce tensioactif permet de réaliser des shampoings solides et des savons doux, mais il nécessite quelques précautions d'usage.

• La cire émulsifiante n'est pas indispensable, mais très utile pour obtenir, comme son nom l'indique, des émulsions légères. C'est un « liant » comme les œufs dans la mayonnaise : sans cire, pas d'émulsion et donc pas de crème !

7. Les CONSERVATEURS

➡ Où les acheter

• Le cosgard permet d'éviter la contamination des cosmétiques contenant de l'eau. On le trouve sous forme liquide dans des flacons compte-gouttes.

• La vitamine E permet d'éviter le rancissement des huiles et des beurres végétaux. Elle n'est pas indispensable, mais vivement conseillée ! C'est aussi un excellent actif anti-âge, alors pourquoi s'en priver ? On la trouve sous forme liquide, très épaisse, en petit flacon.

Les hydrolats et les infusions

Polyvalents, les hydrolats ont des propriétés très intéressantes pour la peau. Quant aux infusions, découvrez leurs secrets et leurs nombreux bienfaits !

1. Qu'est-ce que C'EST ?

Également appelés **eaux florales**, provenant des fleurs, les hydrolats sont obtenus à partir de la distillation de plantes avec de la vapeur d'eau. C'est en fait l'eau qui a servi à la distillation. Vous pouvez opter pour ceux achetés dans le commerce.

➡ Comment les choisir ?

Préférez des hydrolats issus de l'agriculture biologique : ils sont obtenus grâce à des procédés respectueux des plantes, qui leur permettent de garder tous leurs bienfaits. En plus, ils seront aussi exempts de pesticides.

➡ Comment les conserver ?

Les conseils de conservation sont généralement indiqués sur le flacon ou l'emballage. Très fragiles, la plupart des hydrolats se conservent au réfrigérateur ou, plus largement, dans un endroit frais, à l'abri de la lumière et de la chaleur.

LES AMIS DE MA PEAU !

Vous pouvez utiliser les hydrolats bruts après le démaquillage pour rééquilibrer le PH de la peau ou comme « tonique » pour soulager certains problèmes de peaux.

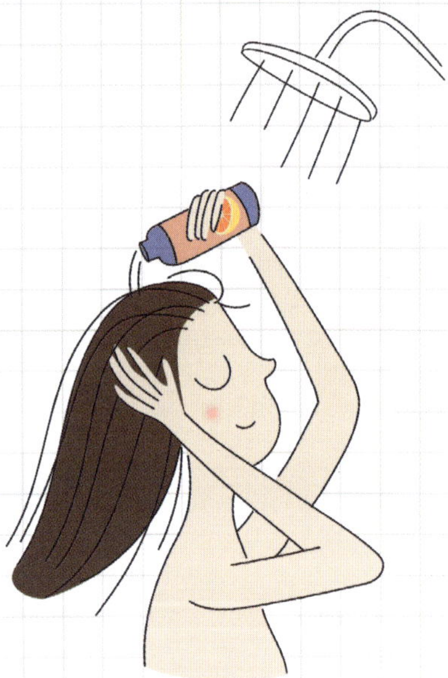

CONTRE-INDICATIONS

Renseignez-vous auprès d'un phytothérapeute ou d'un dermatologue avant d'utiliser une plante. Les hydrolats et infusions présentent moins de contre-indications que les huiles essentielles, car ils sont plus doux et sont donc bien mieux tolérés.

2. Les HYDROLATS du placard

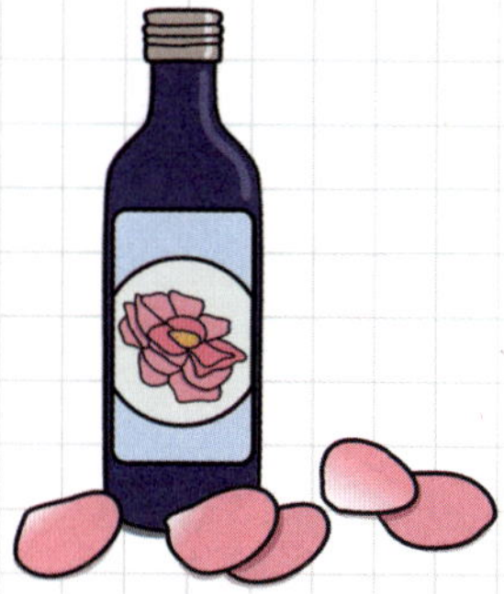

• Fleur d'oranger : il convient à tous les types de peau, même les plus sensibles. Apaisant, il réveille l'éclat des teints ternes.

• Lavande aspic : il satisfera les peaux grasses et les peaux matures ! Au-delà de ses vertus anti-âge, c'est aussi un apaisant et un purifiant de la peau. Il convient aux cheveux gras.

• Menthe poivrée : il convient aux peaux mixtes ou grasses et s'avère efficace pour lutter contre l'Eczéma et l'acné.

• Pamplemousse : il est particulièrement conseillé aux peaux grasses. Purifiant, il resserre les pores, lutte conte l'acné et prévient la chute des cheveux.

• Rose de damas : il satisfera tous les types de peau, même les plus sensibles ! Tonifiant, il est également apaisant et possède des vertus antirides.

3. Les infusions, une bonne alternative !

En remplacement des hydrolats, vous pouvez tout à fait réaliser des infusions à base de **plantes séchées** ; elles possèdent, elles aussi, des vertus intéressantes pour la peau et les cheveux.

• Sauge officinale : elle est adaptée aux peaux mixtes et grasses. Purifiante et rééquilibrante, elle possède aussi des vertus antitranspirantes. Elle convient particulièrement aux cheveux gras et prévient la chute des cheveux.

• Thym : purifiante et rééquilibrante, elle convient aux peaux et aux cheveux gras.

BON À SAVOIR !

Utilisée en eau de rinçage pour les cheveux, l'infusion de sauge officinale teinte légèrement les cheveux bruns et permet de lutter contre les cheveux blancs.

Les huiles végétales et les macérâts

Les huiles végétales et les macérâts font partie des fondamentaux de la cosmétique maison. Riches en actifs, ils représentent un cocktail de bienfaits pour la peau. Pour faire les bons choix, suivez le guide !

1. Qu'est-ce que C'EST ?

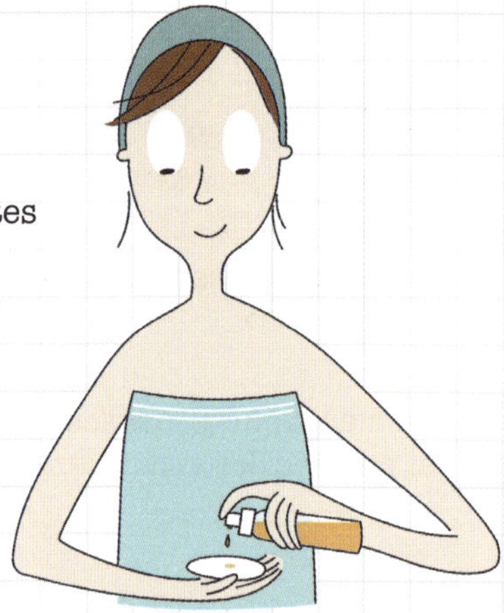

➡ Les secrets de fabrication

• Une huile végétale est obtenue à partir de plantes dites oléagineuses (noix ...), par pression à froid (en bio) ou extraites à chaud et avec des solvants dans le commerce classique.

• Un macérât huileux est obtenu par « macération » d'une plante dans une huile neutre, bien souvent de l'huile de tournesol.

➡ Comment les conserver ?

Fiez-vous aux conseils de conservation généralement indiqués sur le flacon ou l'emballage de votre huile végétale. De manière générale, conservez vos huiles de préférence dans un endroit frais (pour éviter leur rancissement), à l'abri de la lumière et de la chaleur.

ATTENTION !

Les huiles végétales font l'objet de certaines contre-indications. Faites très attention si vous êtes allergique aux fruits à coques, car certaines huiles sont obtenues à partir de noix et autres.

2. Les huiles VÉGÉTALES

• L'amande douce est parfaite pour les peaux sèches et sensibles. Apaisante et nourrissante, elle soigne les vergetures. Pour les cheveux secs, fourchus, ternes, elle est fortifiante, apaisante et permet de lutter contre les pellicules.

• L'argan est bénéfique pour tous les types de peau. Cette huile est nourrissante, réparatrice et est un excellent anti-âge, qui permet de lutter contre l'acné, les imperfections et les vergetures. Elle est parfaite aussi pour vivifier les cheveux secs et ternes.

• L'avocat est conseillé pour les peaux sèches, sensibles, matures et pour le contour de l'œil. Cette huile est protectrice, nourrissante, restructurante et apaisante. Elle est conseillée pour les cheveux secs et ternes, et favorise la pousse des cheveux.

• La bourrache ou l'onagre sont adaptés aux peaux sèches et matures. Nourrissante, protectrice, réparatrice, apaisante, elle est aussi anti-âge. Antirides, elle redonne de l'élasticité à la peau et lutte contre les vergetures. Elle embellit les cheveux ternes et favorise la pousse des cheveux.

• La calophylle inophyle est adaptée aux peaux grasses et sensibles. Elle soulage l'acné et elle est réparatrice et cicatrisante, également pour les vergetures.

• Le jojoba est adapté à tous les types de peau, même les plus sensibles. Cette huile nourrit, protège, assouplit, raffermit, lisse, apaise, régule la sécrétion de sébum et est anti-âge. Elle est donc parfaite pour traiter l'acné et les rides. Elle présente l'avantage de ne pas laisser de film gras sur la peau.

• La nigelle est parfaite pour tous les types de peau, même les plus sensibles. Elle est particulièrement adaptée à l'acné, la sécheresse cutanée, et protège des effets néfastes du soleil. Pour les cheveux secs et ternes, elle est fortifiante et revitalisante.

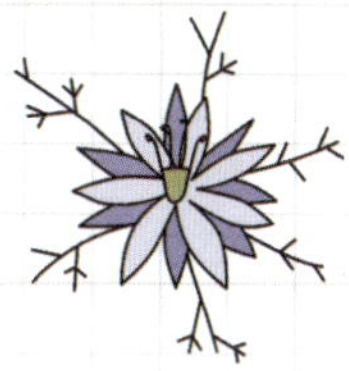

• Le ricin est adapté aux peaux sensibles. Cette huile est réparatrice. Pour les cheveux secs, elle est fortifiante et nourrissante. Elle favorise la pousse et prévient la chute des cheveux.

3. Les MACÉRÂTS huileux

• L'arnica correspond à tous les types de peau, soulage les contractures musculaires, les ecchymoses... Il redonne de l'éclat aux teints ternes et est anti-âge.

• Le bellis (pâquerettes) s'adresse aux peaux sensibles. Apaisant, il est surtout utilisé pour les soins du buste, car il tonifie la poitrine.

• Le calendula est parfait pour les peaux sèches et sensibles : il est apaisant, adoucissant et anti-âge.

• La carotte est adaptée à tous les types de peau, pour résoudre les problèmes de teint terne. Elle favorise le bronzage et protège la peau des effets néfastes du soleil.

• Le millepertuis est parfait pour les peaux sensibles et l'après-sport. Il est apaisant et adoucissant.

ASTUCES BEAUTÉ !

Utilisez les huiles végétales et les macérâts, tels quels, comme soins de jour ou de nuit, même en démaquillant minute ! Mélangez-les pour obtenir des sérums (vous trouverez des recettes par type de peau en pages 38, 41 et 44).

Les huiles essentielles

Les huiles essentielles sont très intéressantes, car elles se composent d'actifs riches, donc puissants et efficaces. Elles ont toutes des propriétés propres, mais elles sont facilement interchangeables en cosmétique.

1. Qu'est-ce que C'EST ?

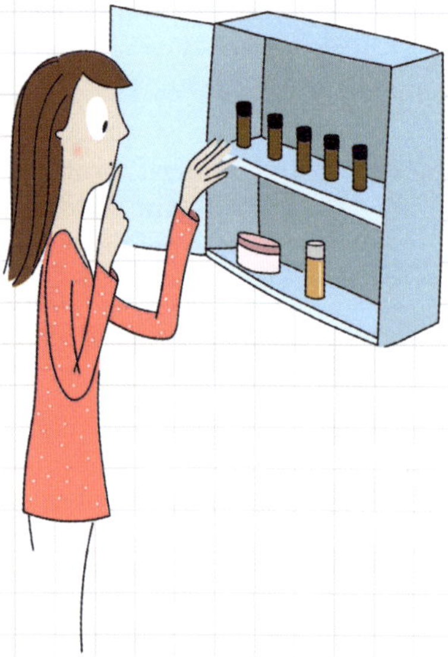

Les huiles essentielles sont obtenues par distillation à la vapeur d'eau. C'est le même procédé que pour les hydrolats, sauf que l'on récupère ici les vapeurs chargées d'essence et on les refroidit. Une quantité impressionnante de plantes est nécessaire pour obtenir une petite quantité de produit, bien souvent, plusieurs kilos de plantes pour obtenir 1 litre d'huile essentielle.

➡ Comment les choisir ?

Certaines huiles essentielles coûtent une petite fortune : jusqu'à 30 € le flacon de 10 ml. Privilégiez celles dont l'utilisation est multitâche. Personnellement, j'essaie de n'utiliser que des huiles essentielles dont le prix n'excède pas 15 € pour un flacon de 10 ml.

➡ Comment les conserver ?

Dans leur flacon d'origine, à l'abri de la chaleur, du froid et de la lumière. Rebouchez-les tout de suite après usage, car elles sont très volatiles. Dans de bonnes conditions, elles se conservent des mois, voire des années.

BON À SAVOIR !

N'appliquez jamais une huile essentielle pure sur votre peau, diluez-la dans une huile végétale. Toutes les huiles essentielles doivent être diluées à 20 % dans une autre huile végétale, sauf celles de menthe poivrée et d'ylang-ylang qui doivent être diluées à 10 %.

➡ Posologie

Quelle que soit la recette que vous suivez, lorsque vous utilisez des huiles essentielles, référez-vous toujours aux posologies indiquées sur le flacon ou sur le carton d'emballage.

2. Les huiles essentielles de mon PLACARD

• L'arbre à thé (tea tree) est une huile adaptée aux peaux mixtes à grasses. Elle est parfaite contre l'acné, est cicatrisante et anti-odeurs. Elle est aussi conseillée pour les cheveux gras et le cuir chevelu sensible.

➡ Contre-indications : cas d'allergies.

• Le bay Saint-Thomas est cicatrisant, antichute de cheveux et adapté aux cheveux fins, gras. Cette huile est tonique pour les cheveux et traite les pellicules.

➡ Contre-indications : agressive pour la peau, ne pas l'appliquer pure.

• Le bois de rose ou bois de hô est adapté aux peaux matures, fatiguées, grasses et mixtes. Cette huile est aussi antirides et ravive le teint terne. Cicatrisante, elle permet de traiter l'acné et les mycoses.

• L'hélichryse italienne s'adresse aux peaux matures, mais c'est aussi un anticernes et un antirides. Elle est cicatrisante, bénéfique pour les hématomes et autres bobos.

➡ Contre-indications : ne pas appliquer sur une phlébite déjà présente et ne pas l'utiliser pour un usage prolongé.

• La lavande fine est adaptée aux peaux grasses et mixtes. Elle permet de traiter l'acné et l'eczéma. Elle est cicatrisante et conseillée en cas de mycose, couperose, coupure... et de contractures musculaires.

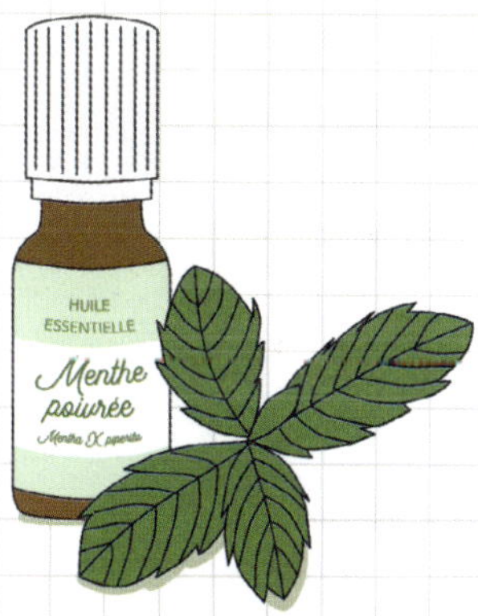

• La menthe poivrée est parfaite pour les peaux mixtes et grasses. Elle est conseillée en cas d'eczéma, d'acné et de mauvaise haleine.

➡ Posologie : à diluer à 10 % dans une huile végétale pour une application sur une petite surface.

➡ Contre-indications : déconseillée chez l'enfant de moins de 7 ans. Ne pas appliquer sur une trop grande surface de peau (redoubler d'attention chez les enfants). À éviter chez les personnes souffrant d'hypertension, de lithiase biliaire, d'inflammation de la vésicule biliaire et de troubles hépatiques graves. Éviter son utilisation prolongée et vérifier sa teneur en menthone avant usage.

• Le palmarosa est l'allié des peaux grasses et mixtes. Cette huile traite l'acné, l'eczéma, les mycoses ou les plaies ; elle est aussi cicatrisante, antirides, anti-odeurs et antitranspirante et efficace contre les pellicules.

➡ Contre-indications : ne pas utiliser pendant la grossesse.

• La sauge sclarée ne doit pas être confondue avec la sauge officinale *(Salvia officinalis)*. Parfaite pour les peaux mixtes et grasses, elle traite l'acné hormonale et les mycoses. Pour les cheveux, elle est adaptée à ceux qui sont gras et possède des vertus antichute. C'est aussi un antitranspirant.

➡ Contre-indications : strictement déconseillée chez les femmes souffrant ou ayant souffert d'un cancer hormono-dépendant (cancer du sein) ou de troubles associés à une hypersécrétion d'œstrogènes (mastoses, kystes ovariens, fibromes...).

• L'ylang-ylang est adapté à tous les types de peau, grasses, sèches et irritées. Il est tonifiant et apaisant (eczéma, acné), diminue les rides et les vergetures. Cette huile est parfaite pour les cheveux ternes, secs et abîmés : elle favorise leur pousse et les tonifie.

➡ Posologie : à diluer à 10 % dans une huile végétale.

➡ Contre-indications : parfois irritante.

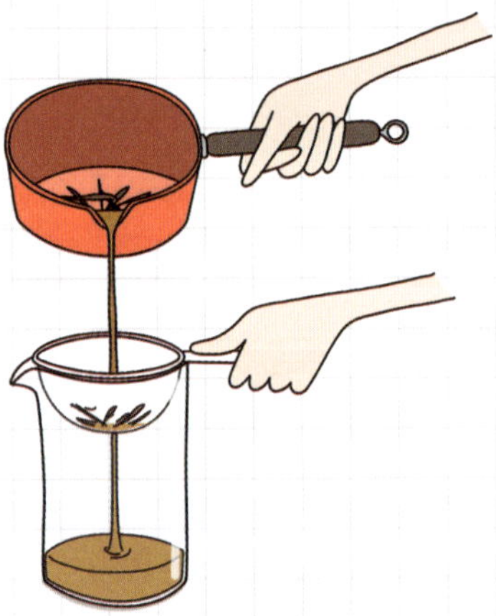

ATTENTION !

Les huiles essentielles sont très puissantes et font l'objet de nombreuses contre-indications, même en usage cosmétique. Nous venons de lister les principales huiles essentielles et leurs contre-indications, mais sachez que cette liste n'est pas exhaustive ! Dans tous ces cas, elles sont contre-indiquées :

• chez les femmes enceintes ou qui allaitent ;
• chez les bébés et les jeunes enfants ;
• chez les personnes souffrant d'une maladie, quelle qu'elle soit ;
• en utilisation prolongée.

Même si vous ne présentez aucun de ces symptômes, renseignez-vous toujours auprès d'un spécialiste (médecin, aromathérapeute, naturopathe...)

SOS étiquettes !

Comment lire une étiquette sur un flacon d'huile essentielle ? Celle-ci doit comporter :

- le nom botanique de la plante (son nom latin), associé à son nom courant ;
- les parties utilisées pour l'extraction (fleurs, feuilles, semences...) ;
- le mode de culture et son label (agriculture biologique, sauvage...) ;
- le mode d'extraction (distillation, pression à froid...) ;
- son numéro de lot et sa Date Limite d'Utilisation Optimale (DLUO) ;
- ses principaux composants chimiques ;
- le cas échéant, son chémotype (CT), qui permet de définir les molécules biochimiquement actives et majoritaires.

GARE À LA DLUO !

Le temps de conservation indiqué pour chaque cosmétique confectionné ne tient pas compte des dates de péremption des ingrédients utilisés. Soyez attentif à cette date et adaptez la conservation de votre produit en conséquence !

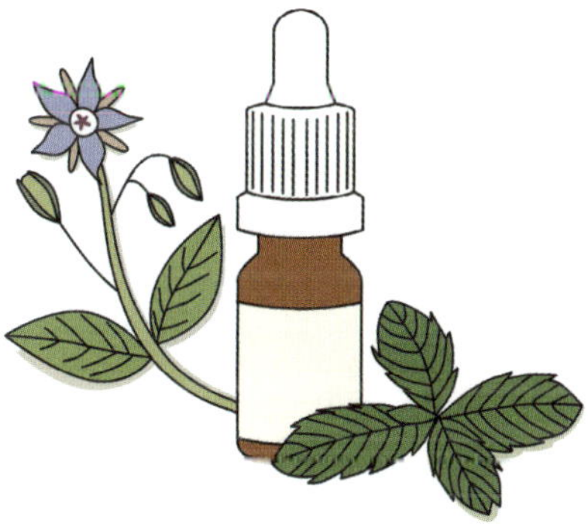

Le matériel et les gestes de base

Pour faire ses cosmétiques maison, inutile d'acheter du matériel dans un magasin spécialisé. Facile à trouver, il vous sera même certainement familier puisque vous avez déjà certainement croisé sa route… dans votre cuisine !

À avoir à portée DE MAIN

- Des contenants (voir encadré ci-contre) pour conserver vos préparations : des pots en verre, des flacons (airless par exemple)…
- 1 ou 2 éponges pour laver votre matériel.
- Une paire de gants en silicone, plus hygiénique pour réaliser vos préparations.
- Un antiseptique pour désinfecter votre matériel, vos contenants et votre plan de travail.
- Des cuillères en Inox et en bois pour mélanger les préparations. Optez pour du bois lorsque vous manipulez l'argile.
- 2 ou 3 casseroles dont une grosse (idéalement : 2 moyennes et une grosse) pour stériliser le matériel, les contenants, et effectuer un bain-marie.

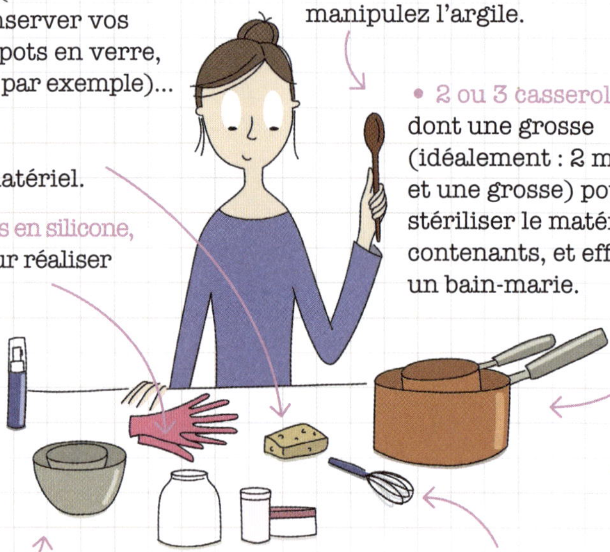

- 2 ou 3 bols pour réaliser vos mélanges. Vous aurez souvent besoin de 2 bols, mais pour certaines préparations, un 3e sera plus pratique.
- Un minifouet est quasiment indispensable pour obtenir des préparations homogènes ! N'optez pas pour un fouet de taille normale, vous ne vous en sortirez pas, car les proportions en cosmétique sont bien moins importantes qu'en cuisine.

Les ustensiles +

Ce matériel n'est pas indispensable (ou seulement dans certains cas), mais il peut s'avérer très pratique pour réaliser certaines préparations.

- Une boule à thé pour réaliser des infusions.
- Un masque, indispensable lorsque vous manipulez le SCI qui est irritant pour les poumons tant qu'il n'est pas chauffé.

• Des moules en silicone, très utiles pour les préparations solides comme les shampoings ou le déodorant.

• Un thermomètre pour vérifier la température des ingrédients chauffés. Il est indispensable lorsque vous réalisez une crème de jour avec phase aqueuse et phase huileuse.

• Une balance pour peser les quantités.

Question d'HYGIÈNE !

La cosmétique maison requiert quelques gestes d'hygiène très importants pour ne pas contaminer vos produits et éviter qu'ils se périment trop vite.

• Avant utilisation. Stérilisez systématiquement votre matériel et vos contenants en verre, Pyrex et en Inox. Plongez-les 10 minutes dans une grande casserole d'eau bouillante. Vous pouvez aussi utiliser un stérilisateur pour biberons.

• Après utilisation. Enfilez des gants (à défaut, lavez-vous les mains) et désinfectez votre matériel, votre plan de travail et vos contenants.

• Cuisine ou cosmétique, il faut choisir ! N'utilisez jamais le même matériel pour cuisiner vos petits plats et pour réaliser vos produits cosmétiques.

➡ Vous êtes prêt à faire vos cosmétiques maison !

ON NE LE DIRA JAMAIS ASSEZ !

Avant d'utiliser un produit pour la première fois, testez-le 48 heures plus tôt, en appliquant une noisette de celui-ci dans le pli du coude ou derrière l'oreille, surtout si vous avez un terrain allergique. Les produits maison étant riches en actifs, ils peuvent créer des réactions cutanées.

OÙ TROUVER VOS CONTENANTS ?

• Privilégiez les contenants en verre, évitez le plastique ! En général, des petits pots suffisent, mais pour certaines préparations, des contenants spécifiques sont nécessaires. Si vous souhaitez réaliser une préparation sous forme de roll-on, par exemple, il vous faudra un contenant adéquat avec un embout à bille.

• Il existe sur Internet des sites spécialisés où vous pourrez facilement les trouver. Mais le mieux est bien évidemment de les recycler ! Vous pourrez les trouver dans votre salle de bains ou dans la cuisine... chez des amies ou de la famille. Demandez aussi à vos proches de mettre de côté ceux qu'ils s'apprêtaient à jeter.

Zéro déchet dans ma salle de bains !

La démarche zéro déchet peut être considérée comme un effet de mode, mais elle cache pourtant un véritable art de vivre ! Si la cosmétique maison s'inscrit parfaitement dans cette démarche, elle ne suffit pas, à elle seule, à obtenir une salle de bains 100 % zéro déchet. Découvrez les petits gestes à adopter pour un quotidien plus écoresponsable.

1. Consommez moins, mais MIEUX !

➡ Optez pour une consommation « minimaliste » !

Elle est plus écoresponsable. Achetez uniquement ce dont vous avez réellement besoin. Privilégiez des produits respectueux de la planète, de votre peau et de votre santé, ainsi que des animaux.

➡ Bye bye les collections de produits de beauté !

Quatre poudres différentes, trois mascaras, quinze rouges à lèvres... Essayez de vous concentrer sur l'essentiel : avez-vous réellement besoin de tout cela ? Sélectionnez vos produits avec soin et finissez vos pots ou tubes avant d'en acheter de nouveaux. Cela évitera la surconsommation inutile et le gaspillage.

LA STRATÉGIE DES PETITS PAS !

Bien sûr, il ne s'agit pas de modifier toutes vos habitudes du jour au lendemain. Mais lorsque vous aurez terminé vos produits de beauté habituels, vous pourrez envisager de les remplacer par des versions plus écologiques.

Vive les cosmétiques BIO !

Lorsque vous ne réalisez pas vos cosmétiques maison, privilégiez les produits de beauté bio. Les ingrédients nécessaires à leur réalisation sont cultivés dans le cadre d'une agriculture sans pesticides, respectueuse de la planète, des agriculteurs et de la santé en général.

Exit les produits JETABLES !

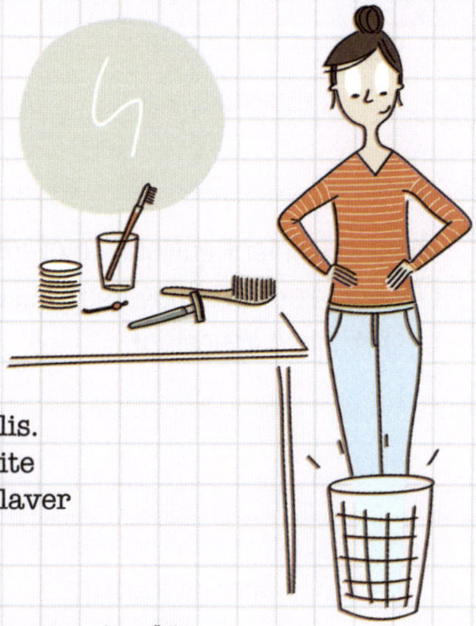

Lorsque j'ai entrepris ma démarche zéro déchet, j'ai réalisé à quel point nous utilisions des produits «jetables» et, surtout, combien nous en jetions tous les jours ! Heureusement et comme toujours, il existe des alternatives plus respectueuses et plus saines.

- Plus de cotons-tiges...

... mais des cure-oreilles, aussi appelés oriculis. Ce petit objet en Inox ou en bambou a le mérite d'être réutilisable à vie, puisqu'il suffit de le laver après chaque utilisation.

- Plus de cotons à démaquiller jetables...

... mais des lingettes démaquillantes lavables : en coton bio, en bambou ou en fibres synthétiques. Très pratiques à emporter dans sa trousse de toilette quand on part en voyage !

- Plus de rasoirs jetables...

... mais un rasoir à tête changeable, beaucoup plus économique : votre porte-monnaie et la planète vous diront merci.

- Plus de brosse à dents jetable...

... mais une brosse à dents à tête changeable, comme pour les rasoirs ! On change de brosse à dents au maximum tous les 3 mois, ce qui représente un petit budget et, surtout, beaucoup de déchets.

Misez sur la cosmétique... SOLIDE !

Les cosmétiques solides sont incroyablement efficaces et faciles à utiliser ! On trouve notamment des shampoings (sous forme de galets), des pains de savon, mais aussi des déodorants, dentifrices et même des soins hydratants pour la peau. Ils ont bien des avantages : économiques, pratiques, sans emballage...

DU CÔTÉ DE LA BROSSE À CHEVEUX

Optez pour une brosse en bois avec des picots afin d'éviter le plastique. Avec le label FSC, vous avez la garantie que le bois est récolté dans des forêts responsables. Que demander de plus ?

Peu d'ingrédients, beaucoup de produits !

Avec seulement quelques ingrédients essentiels, on peut faire des miracles ! Découvrez ci-dessous ceux qui permettent de réaliser un panel de cosmétiques important.

AVEC...

- Du beurre de karité
- De l'huile de coco
- Une huile végétale à choisir selon son type de peau
- De l'huile essentielle de tea tree (arbre à thé)
- De l'arrow-root
- De l'argile verte
- Du sucre
- Du cacao
- De la vitamine E

JE FAIS...

- Un déodorant
- Un dentifrice
- Un baume hydratant pour le visage et pour le corps
- Une poudre lavante pour le visage et pour le corps
- Un baume à lèvres
- Un gommage pour le corps
- Un shampoing sec
- Une poudre pour le visage
- Un masque pour le visage

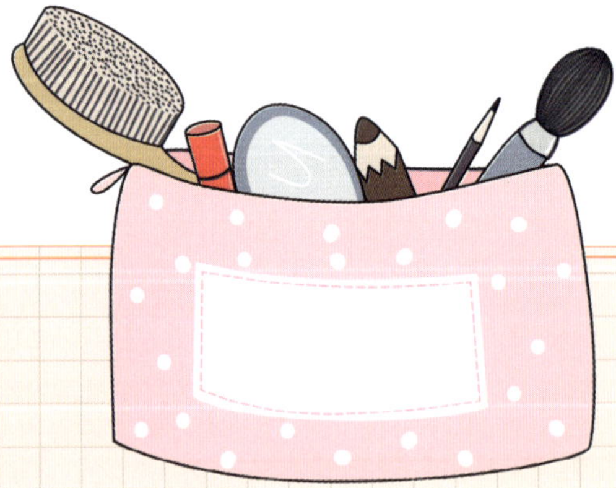

Baume déodorant

Très facile • Peu coûteux • Préparation : 10 minutes • Conservation : 3 mois

Les ingrédients pour 100 g

• 20 g de beurre de karité • 30 ml d'huile de coco • 30 g de bicarbonate de soude (très fin) • 20 g d'arrow-root ou de fécule • 5 gouttes d'huile essentielle antibactérienne de votre choix (tea tree, lavande…) • Vitamine E

Le matériel

1 casserole + 2 ou 3 cuillères à café + 1 minifouet + 1 bol en Inox + 1 contenant en verre + Des gants en silicone

LA PRÉPARATION

1. Faites fondre le beurre de karité et l'huile de coco au bain-marie dans un bol en Inox.
2. Hors du feu, ajoutez le bicarbonate de soude et l'arrow-root, puis mélangez jusqu'à obtenir une consistance homogène et sans grumeaux.
3. Ajoutez l'huile essentielle, mélangez de nouveau, puis incorporez la vitamine E.
4. Transvasez la préparation dans votre contenant.

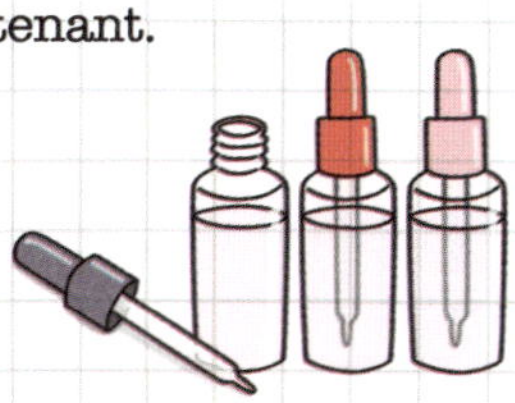

Comment l'utiliser ?

Appliquez le baume en sortant de la douche, sur peau mouillée. Si vous avez un contenant plus petit, vous pouvez le remplir de votre préparation et l'emporter partout dans votre sac !

Les actifs

• L'arrow-root est réputé pour ses vertus absorbantes.

• Le bicarbonate de soude neutralise les odeurs.

• L'huile de coco reste solide en dessous de 25°C, elle donne donc de la consistance au déodorant et est aussi antibactérienne.

• Le beurre de karité hydrate la peau et permet d'obtenir une texture crémeuse.

• L'huile essentielle permet de parfumer le déodorant et de neutraliser les odeurs. Choisissez-en de préférence une avec des vertus antibactériennes (tea tree, palmarosa, lavande, sauge sclarée...).

C'EST ESSENTIEL !

Vérifiez toujours les contre-indications des huiles essentielles avant de les utiliser !

Dans ma trousse express !

Dentifrice extrafrais

Très facile • Peu coûteux • Préparation : 5 minutes • Conservation : 1 mois

Les ingrédients pour 30 g

- 6 cuill. à soupe d'huile de coco
- 6 cuill. à soupe d'argile verte ou blanche ultraventilée
- 2 à 3 gouttes d'huile essentielle de tea tree ou de menthe poivrée

Le matériel

1 bol en Inox + 1 minifouet + 1 cuillère en bois + Un contenant en verre de 30 g

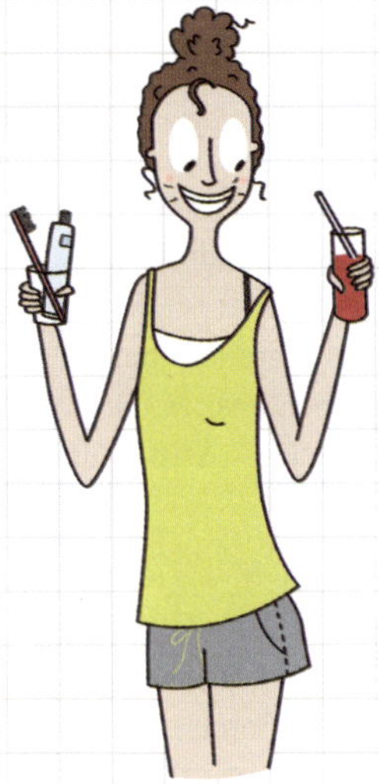

LA PRÉPARATION

1. Si l'huile de coco est solide, faites-la fondre sur un radiateur ou au soleil. Dans un bol, mélangez-la à l'argile jusqu'à obtenir une consistance crémeuse : ajustez en huile ou en argile si la consistance est trop liquide ou si la préparation s'effrite.

2. Ajoutez l'huile essentielle, mélangez. Transvasez la préparation dans votre contenant.

DENTS OU GENCIVES SENSIBLES ?

Remplacez l'argile par du carbonate de calcium !

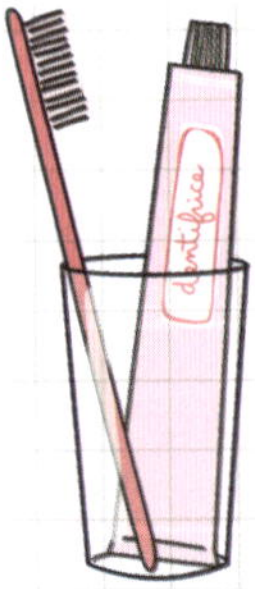

➡ Les actifs

- L'huile de coco est antibactérienne et prévient la formation des caries.
- L'argile verte a des vertus blanchissantes et antiseptiques, c'est un abrasif doux.
- Le carbonate de calcium est un abrasif très doux, encore plus que l'argile.
- Les huiles essentielles de tea tree ou de menthe poivrée jouent le rôle d'antibactériens, elles assainissent la bouche et permettent d'avoir une haleine fraîche.

Baume hydratant visage et corps

Très facile • Peu coûteux • Préparation : 20 minutes • Conservation : 3 mois

Les ingrédients pour 50 g

• 35 g de beurre de karité • 10 ml d'huile de coco • 1 cuill. à café d'arrow-root (facultatif) • 5 ml d'huile végétale de votre choix (facultatif) • 2 à 3 gouttes d'huile essentielle de tea tree (facultatif) • Vitamine E

Le matériel

1 batteur électrique (à défaut, 1 minifouet) + 2 bols + 1 casserole + 2 ou 3 cuillères + Un contenant de 100 g

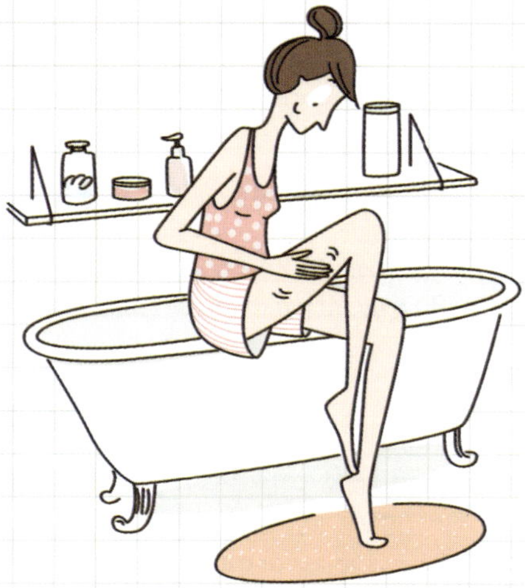

LA PRÉPARATION

1. Faites fondre le beurre de karité et l'huile de coco au bain-marie. Réservez au frais 10 minutes maximum (vérifiez toutes les 2 ou 3 minutes la consistance de votre préparation). Si la texture du baume est trop grasse, ajoutez un peu d'arrow-root.

2. Dès que le mélange a blanchi, fouettez-le durant 5 à 10 minutes jusqu'à obtenir une consistance de chantilly.

3. Ajoutez l'arrow-root, l'huile végétale de votre choix, l'huile essentielle et la vitamine E, puis battez de nouveau. Transvasez dans votre contenant.

➡ Une très petite quantité de préparation suffit à hydrater tout le visage !

➡ Les actifs

• Le beurre de karité permet d'obtenir une consistance de « chantilly ».

• L'huile de coco possède des vertus antibactériennes.

• L'huile végétale de votre choix permet de customiser la crème en fonction des besoins de votre peau (voir page 32).

• L'huile essentielle de tea tree parfumera agréablement votre crème. Grâce à ses vertus antibactériennes, elle protègera votre peau des imperfections.

• La vitamine E sert à conserver votre préparation le plus longtemps possible, mais c'est aussi un actif anti-âge !

Dans ma trousse express !

Poudre lavante aux 3 argiles pour le visage et le corps

Très facile • Peu coûteux • Préparation : 5 minutes • Conservation : 3 mois

Les ingrédients pour 100 g

• 25 g d'argile verte • 25 g d'argile rouge • 25 g d'argile blanche • 25 g d'arrow-root • 20 g de farine d'avoine (facultatif)

Le matériel

2 ou 3 cuillères à café en bois + 1 bol + 1 flacon en verre de 100 g + Des gants en silicone + 1 entonnoir (facultatif)

LA PRÉPARATION

1. Mélangez les argiles, l'arrow-root et la farine jusqu'à obtenir une poudre homogène.
2. Versez dans le flacon en vous aidant éventuellement d'un entonnoir.

Comment l'utiliser ?

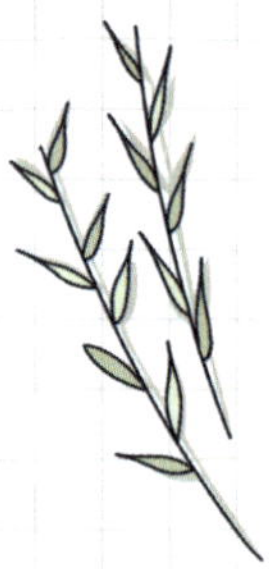

Secouez avant chaque utilisation. Déposez un peu de poudre dans le creux de votre paume et ajoutez un peu d'eau : vous obtenez une pâte pour laver votre visage et votre corps.

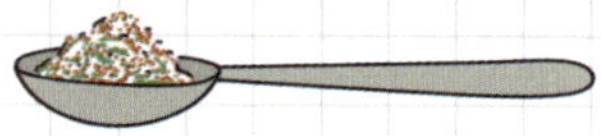

Personnalisez votre poudre !

• Mélangez les argiles : verte, rose, rouge, jaune, blanche, rhassoul… Faites-vous plaisir en fonction de votre type de peau, de ses besoins, de vos envies…

• Ajoutez de la farine de pois chiche si l'odeur ne vous effraie pas, car elle a des vertus lavantes : le pois chiche produit des saponines.

• Si vous êtes aventureux et que vous en avez dans vos placards, ajoutez toutes sortes de poudres comme celle de riz ou la spiruline, qui ne teinte pas la peau (pas d'inquiétude, donc !) et qui a d'excellentes propriétés…

Les actifs

• L'argile, grâce à ses incroyables propriétés, absorbe toutes les impuretés et purifie la peau.

• L'arrow-root est saponifère (savon), c'est-à-dire qu'elle permet de laver et même de faire légèrement mousser : ne vous attendez pas à une belle mousse onctueuse, mais profitez de quelques bulles !

Baume à lèvres douceur

Facile • Peu coûteux • Préparation : 10 minutes • Conservation : 3 mois

Les ingrédients pour 20 g

- 20 g de beurre de karité
- 10 ml d'huile de coco
- 2 gouttes de vitamine E

Le matériel

1 bol + 1 casserole + 1 minifouet
+ 2 ou 3 cuillères à café
+ 1 petit pot en verre de 30 g

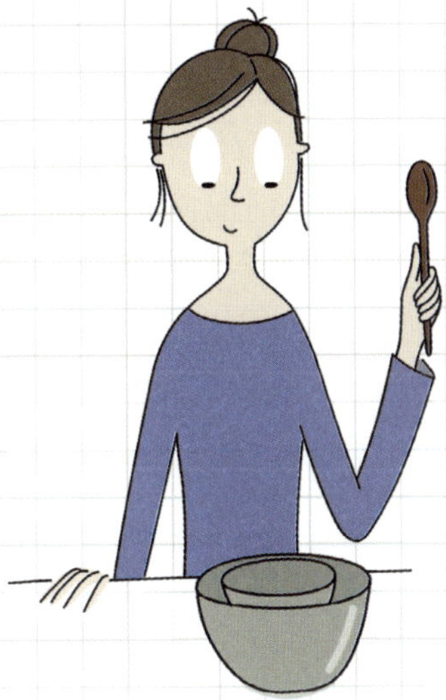

LA PRÉPARATION

1. Mettez le beurre de karité et l'huile de coco à fondre au bain-marie.
2. Réservez au frais 10 minutes maximum en vérifiant toutes les 2 ou 3 minutes la consistance de la préparation.
3. Une fois que le mélange a blanchi, fouettez-le vigoureusement.
4. Ajoutez la vitamine E, puis fouettez de nouveau.
5. Transvasez la préparation dans le pot.

PRATIQUE !

Une très petite quantité de préparation suffit à hydrater efficacement les lèvres.

Les actifs

- Le beurre de karité permet d'obtenir une consistance crémeuse et nourrit les lèvres intensément.
- L'huile de coco donne la consistance de crème de votre baume, elle est aussi très nourrissante.
- La vitamine E sert à conserver la préparation, mais c'est aussi un actif anti-âge qui protège les lèvres : une des parties les plus sensibles du visage !

Gommage minute tout doux pour le corps

Facile • Peu coûteux • Préparation : 5 minutes • Conservation : 3 mois

Les ingrédients pour 30 g

- 25 ml d'huile de coco
- 4 cuill. à soupe de sucre

Le matériel

2 cuillères à café + 1 balance
+ 2 petits pots en verre de 30 g

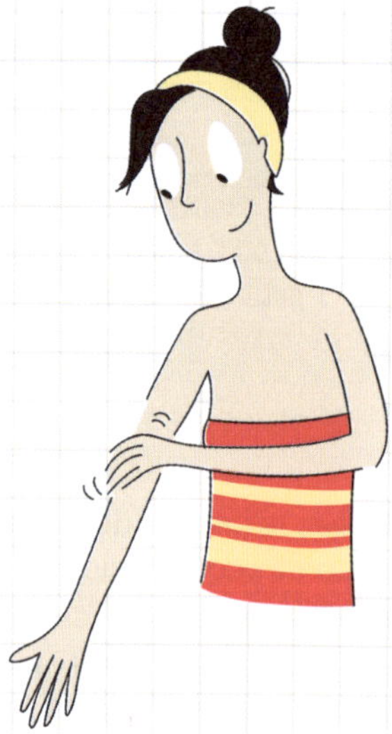

LA PRÉPARATION

1. Versez l'huile de coco dans le premier pot.
2. Transvasez le sucre dans le second pot.

Comment l'utiliser ?

Lorsque vous souhaitez réaliser un gommage, prélevez l'équivalent d'une cuillerée à café d'huile de coco dans le creux de votre paume, puis ajoutez environ 2 cuillerées à café de sucre et mélangez légèrement en vous frottant les mains. Massez votre corps à l'aide de ce gommage et profitez de l'instant ! Rincez-vous, le gommage laisse un léger film gras sur la peau qui la rend toute douce.

PRÉCAUTIONS !

Si vous avez la peau sensible, un gommage peut l'irriter. Sachez aussi que, parfois, le gommage peut aggraver l'acné.

Les actifs

- L'huile de coco nourrit intensément la peau.
- Le sucre permet de gommer la peau et d'éliminer les peaux mortes.

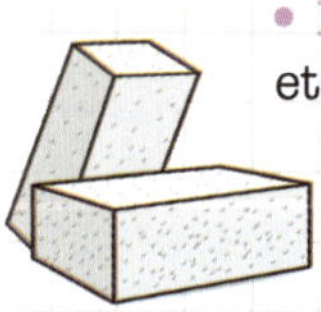

Shampoing sec minute

Très facile • Peu coûteux • Préparation : 5 minutes • Conservation : 3 mois

Les ingrédients pour 30 g

• 1 ou 2 cuill. à soupe de fécule de maïs ou arrow-root • 1 ou 2 cuill. à soupe d'argile verte ou blanche (sauf si vous avez les cheveux très secs) • 2 gouttes d'huile essentielle de tea tree (facultatif)

Pour les brunes…

Un petit plus, facultatif : en ajoutant de la poudre de cacao amer, teintez le shampoing sec. Vous pourrez aussi le retirer plus facilement. Comptez 3 ou 4 cuill. à soupe de cacao et ajustez en fonction de votre couleur de cheveux. Attention, l'odeur du cacao est assez forte et peut gêner !

Le matériel

1 pot d'épices vide avec couvercle à petits trous, pour faciliter l'application + 1 pinceau type kabuki dont on ne se sert plus + 1 brosse dont on ne se sert plus + 1 peigne (facultatif)

Vite fait, bien fait !

Ce shampoing sec est très pratique pour les franges qui ont tendance à graisser plus vite que le reste des cheveux ! Ou pour éviter de se laver les cheveux, en urgence, sans le laisser poser : appliquez-le, massez les cheveux et brossez-les rapidement pour enlever tout le shampoing !

LA PRÉPARATION

1. Mélangez la fécule de maïs, l'argile verte, l'huile essentielle de tea tree et éventuellement le cacao.
2. Transvasez la préparation dans votre pot, c'est prêt !

Les actifs

• La fécule de maïs et l'argile absorbent les impuretés, le sébum, et purifient le cuir chevelu.

• L'huile essentielle de tea tree parfume le shampoing sec et purifie également le cuir chevelu.

Comment l'utiliser ?

Brossez vos cheveux dans tous les sens : tête en bas, de la racine jusqu'aux pointes, puis des oreilles au sommet du crâne, et enfin, du front vers la nuque. Saupoudrez, au choix, votre préparation directement sur le crâne ou sur le pinceau. Répartissez-la bien avec un peigne, puis frottez doucement avec le pinceau. Attachez vos cheveux et patientez de 20 minutes à 1 heure. Brossez de nouveau dans tous les sens pour faire partir le shampoing sec. Faites-le au-dessus de votre bac à douche ou de votre baignoire pour éviter d'en mettre partout !

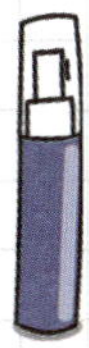

Poudre matifiante pour le visage

Très facile • Peu coûteux • Préparation : 5 minutes • Conservation : 1 mois

Les ingrédients pour 40 g

• 20 g d'arrow-root ou fécule de maïs • 15 g de cacao en poudre (sans sucre), à ajuster en fonction de la couleur de votre peau • ½ cuill. à café d'argile rouge • 1 goutte d'huile essentielle de tea tree (facultatif)

Le matériel

1 bol + 1 cuillère en bois + 1 balance + Des gants en silicone + 1 pot en verre plat + 1 pinceau type kabuki pour appliquer votre poudre

LA PRÉPARATION

1. Mettez l'arrow-root dans un bol.
2. Incorporez progressivement le cacao.
3. Ajoutez l'argile rouge petit à petit, et mélangez. N'en utilisez pas si vous avez tendance à rougir, car elle va accentuer les rougeurs.
4. Ajoutez l'huile essentielle de tea tree, puis mélangez.

LE BON DOSAGE

Ajoutez les quantités de cacao et d'argile rouge en fontion de la couleur de votre peau. Les quantités indiquées ici correspondent à un teint médium.

➡ Comment l'utiliser ?

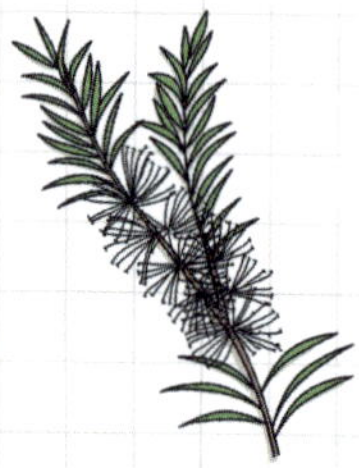

Appliquez votre poudre selon vos habitudes, à l'aide d'un pinceau type kabuki.

➡ Les actifs

• L'arrow-root ou la fécule de maïs sont la base de cette poudre. La fécule a pour vertu d'être très absorbante : elle matifie la peau.

• Le cacao en poudre donne la teinte souhaitée à votre poudre.

• L'argile rouge est utilisée ici comme colorant, pour donner un peu d'éclat à la peau. C'est aussi un apaisant des peaux sensibles.

• L'huile essentielle de tea tree est antibactérienne (ce qui n'est jamais de trop pour les peaux grasses !) et parfume la poudre.

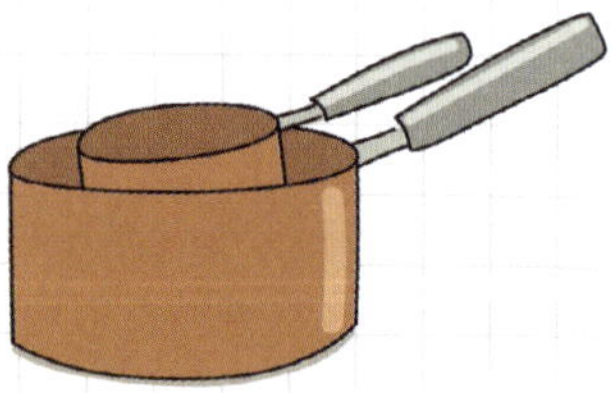

Masque éclat minute

Très facile • Peu coûteux • Préparation : 2 minutes • Conservation : à appliquer de suite

Les ingrédients pour 1 application

• 1 cuill. à café d'argile verte (si vous avez la peau sensible, optez pour de l'argile blanche) • 1 cuill. à café d'argile rouge • 1 cuill. à café d'huile de coco • 1 cuill. à café d'huile végétale de votre choix • 1 goutte d'huile essentielle de tea tree (ou celle de votre choix) • 2 ou 3 cuill. à café d'eau minérale

Le matériel

1 bol + 1 cuillère en bois

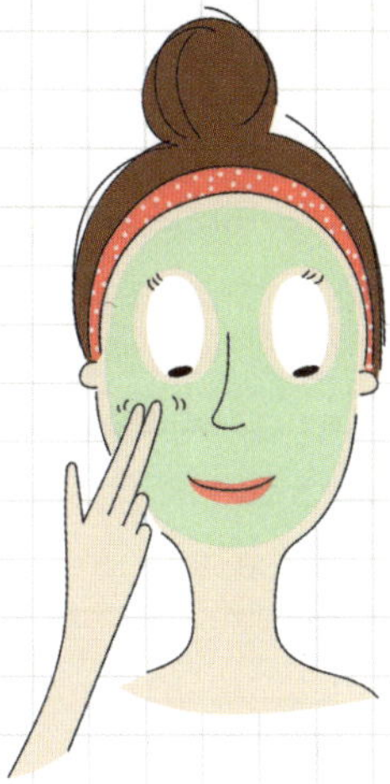

LA PRÉPARATION

1. Mélangez les ingrédients dans un bol.
2. Ajoutez un peu d'eau si nécessaire.

Comment l'utiliser ?

Appliquez ce masque une fois par semaine en fine couche sur le visage, en évitant le contour des yeux. Laissez agir 10 minutes maximum. Rincez à l'eau claire.

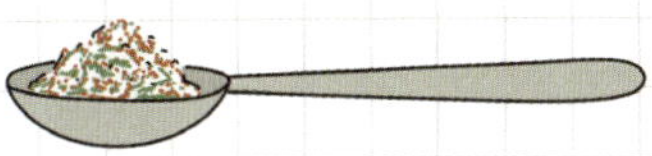

Les actifs

• L'argile est la base de votre masque. Verte ou blanche, elle est purifiante. La verte sera excellente contre les peaux à tendance grasse, la blanche est quant à elle recommandée pour les peaux sèches et sensibles.

• L'argile rouge redonne de l'éclat aux peaux ternes.

• L'huile de coco nourrit la peau et procure un teint plus lumineux.

• L'huile essentielle de tea tree est purifiante.

Quiz : définir son type de peau

Il existe différents types de peau et il est parfois difficile de les définir avec exactitude, d'autant plus qu'elle peut changer en fonction de facteurs extérieurs (pollution, prise de médicaments...), mais aussi des variations hormonales et du stress ! Trouvez celle qui vous définit le mieux pour confectionner les soins les plus efficaces !

➡ Est-ce que ma peau est plutôt grasse ?

- ❏ Pores de la peau dilatés
- ❏ Toucher huileux
- ❏ Peau épaisse, ferme et élastique
- ❏ Peau luisante, brillante (la fameuse zone T : front + nez ou médiane)
- ❏ Teint terne
- ❏ Présence de points noirs, boutons et autres imperfections (notamment sur la zone T)

➡ Est-ce que ma peau est plutôt sèche et sensible ?

- ❏ Grain de peau fin, pores serrés
- ❏ Peau rêche au toucher, voire qui desquame (qui « pèle »)
- ❏ Nombreuses rides et ridules
- ❏ Aspect mat, manque d'élasticité
- ❏ Sensation d'inconfort après le nettoyage

➡ Est-ce que ma peau est plutôt mixte ?

Il s'agit d'une combinaison de toutes les caractéristiques des peaux grasses et sèches ! La peau mixte est la plus répandue. Cela signifie qu'elle est grasse sur la zone T et sèche ou normale sur le reste du visage : elle est donc à la fois sèche, sensible et grasse. Avoir la peau mixte, c'est un peu avoir tiré le gros lot de la peau à problèmes !

➡ Est-ce que ma peau est plutôt normale ?

Eh oui, cela existe ! Votre peau n'a pas ou très peu d'imperfections, pas de sensation d'inconfort après lavage, pas de rougeurs, de tiraillements ou de zones sèches : quel plaisir ! Il faut bien sûr en prendre soin en la nettoyant et en utilisant des soins appropriés.

Ma peau est complètement déshydratée, QUE FAIRE ?

Vous ressentez de fortes sensations d'inconfort et de tiraillements ? Il vous semble que votre peau est rêche, que vous avez des petits boutons rouges et que votre teint est terne ? Vous avez sûrement la peau déshydratée. Pas de panique, suivez plutôt ces conseils :

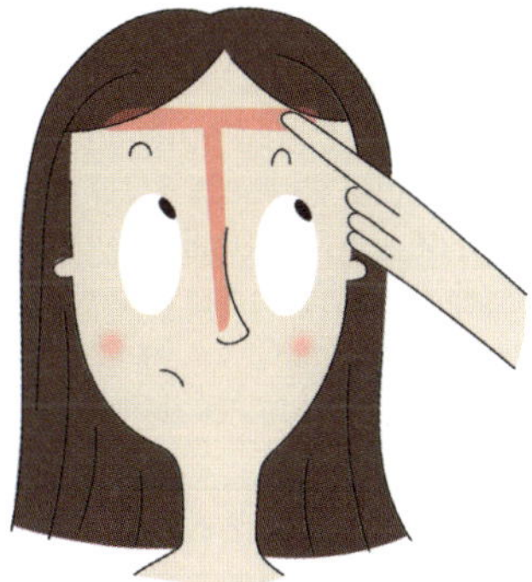

- Réhydratez votre peau de l'intérieur. Optez pour une alimentation riche en lipides : mangez plus gras... mais attention, du bon gras ! Comptez 3 à 4 cuillerées à soupe par jour d'huiles végétales de première pression à froid : olive ou colza, un délice !
- Faites une cure : si votre peau est vraiment trop sèche, optez pour une cure d'huiles spécifiques en capsules sur plusieurs semaines. Mieux vaut alors demander conseil à un médecin ou à un dermatologue.
- Buvez beaucoup d'eau ! On conseille de boire entre 1,5 l et 2 l par jour, tout en veillant à limiter les boissons comme le café et l'alcool, qui ont tendance à déshydrater le corps.
- Faites des masques pour peau sèche et optez pour des soins (des huiles notamment) qui empêchent la déshydratation de la peau et/ou qui en maintiennent parfaitement l'hydratation.

VOUS AVEZ DIT ZONE T ?

Cette expression désigne tout simplement le front et le nez !

ATTENTION !

Demandez conseil à un spécialiste de santé pour définir votre type de peau, certains problèmes cutanés ne sont pas à prendre à la légère.

Pour ma peau

Crème pour le visage sur mesure

Modéré • Coûteux • Préparation : 30 minutes • Conservation : 2 mois

Les ingrédients pour 70 g

• 25 ml du mélange d'huiles végétales de votre choix : 10 ml d'huile de jojoba, 5 ml d'huile de noisette, 5 ml d'huile d'argan, 5 ml d'huile d'avocat • 10 g de cire émulsifiante • 60 ml d'hydrolat de votre choix : menthe poivrée, rose, fleur d'oranger… • 14 gouttes de cosgard • 2 gouttes de vitamine E

Le matériel

1 grosse casserole et 2 casseroles de taille moyenne + 2 bols en Inox : un pour le mélange d'huiles et un pour l'hydrolat + 1 minifouet : pour faire monter la crème + 2 petites cuillères : pour mettre les produits dans les contenants + 1 contenant en verre type pot ou flacon airless + 1 thermomètre + 1 balance

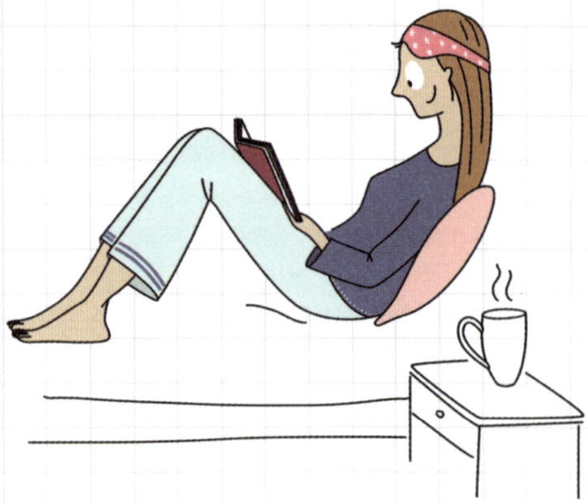

Personnalisez votre crème !

Choisissez les huiles et l'hydrolat en fonction de votre type de peau ! Respectez juste la quantité de 25 g de mélange d'huiles végétales, mais variez-les selon vos envies.

LA PRÉPARATION

1. Mélangez les huiles végétales dans un bol et ajoutez la cire émulsifiante.

2. Placez la préparation au bain-marie pour que la cire émulsifiante se dissolve dans les huiles.

3. Versez l'hydrolat dans un bol et faites-le chauffer au bain-marie sur une autre plaque.

4. Vérifiez avec le thermomètre la température de l'hydrolat et du mélange d'huiles et de cire. Une fois que les deux préparations sont à 70 °C, transvasez les huiles dans l'hydrolat (et surtout pas l'inverse).

5. Placez le bol dans un récipient avec un fond d'eau froide et fouettez jusqu'à ce que la crème « prenne » comme une mayonnaise. Cela peut prendre quelques minutes.

6. Ajoutez enfin le cosgard, la vitamine E et mélangez.

7. Transvasez dans le contenant : votre crème est prête !

Gommage à petit grain pour le visage

Facile • Peu coûteux • Préparation : 5 minutes • Conservation : 7 jours

Les ingrédients pour 30 g

• 5 ml d'huile d'avocat • 5 ml d'huile de bourrache • 5 ml de macérât huileux d'arnica environ • 4 cuill. à soupe de bicarbonate de soude

Le matériel

1 cuillère à café + 1 balance + 1 flacon en verre de 15 g minimum + 1 petit pot en verre de 30 g

POUR GAGNER DU TEMPS...

Mélangez les huiles et le bicarbonate dans un seul pot. Votre gommage se conservera alors 7 jours au réfrigérateur. Veillez à bien remuer la préparation avant chaque utilisation.

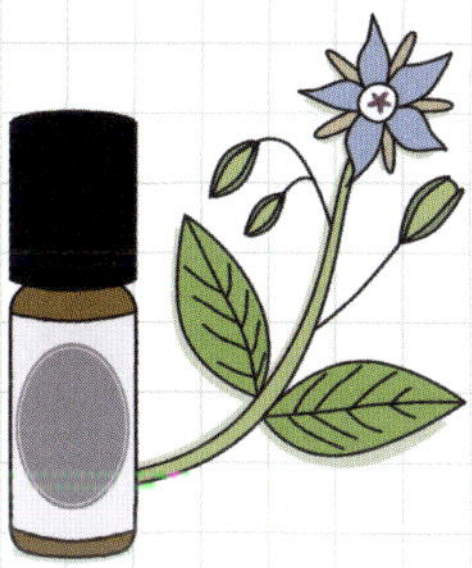

LA PRÉPARATION

1. Mélangez les huiles dans le premier flacon.
2. Transvasez le bicarbonate dans le second contenant.

➡ Comment l'utiliser ?

Versez l'équivalent d'une cuillère à café de votre mélange d'huiles dans le creux de votre main, puis ajoutez environ ½ cuillerée à café de bicarbonate et mélangez légèrement en vous frottant les mains. Massez votre visage à l'aide de ce gommage, très doucement pour ne pas agresser votre peau. Rincez votre visage et lavez-le avec votre savon habituel, car le gommage laisse un léger film gras sur la peau.

➡ Les actifs

• Les huiles d'avocat, de bourrache et d'arnica nourrissent intensément la peau, la protègent et lui redonnent éclat et élasticité.

• Le bicarbonate de soude permet de gommer la peau et de la débarrasser des peaux mortes.

ATTENTION !

Si vous avez la peau sensible, faites attention, car un gommage peut l'irriter et aggraver l'acné.

Pour ma peau grasse

Masque anti-imperfections

Très facile • Coûteux • Préparation : 2 minutes • Conservation : à appliquer de suite

Les ingrédients pour 1 application

- 1 cuill. à café d'argile verte (si vous avez la peau sensible, choisissez plutôt de l'argile rouge ou blanche)
- 1 cuill. à café de cacao cru
- 2 ou 3 cuill. à café d'eau minérale
- 1 cuill. à café de sucre de coco (facultatif)

Le matériel

1 bol + 1 cuillère en bois

LA PRÉPARATION

1. Mélangez tous les ingrédients.
2. Ajoutez un peu d'eau si besoin.
3. Vous pouvez ajouter du sucre de coco pour réaliser un petit gommage, mais sachez qu'un gommage peut avoir deux effets opposés : parfois cela permet d'éradiquer l'acné, parfois cela l'empire...

➡ Comment l'utiliser ?

Appliquez le masque en fine couche sur le visage, en évitant le contour des yeux. Laissez agir 10 minutes maximum. Si vous avez ajouté du sucre de coco, mouillez vos mains et frottez-les avec un peu de savon bio. Massez doucement votre visage pour procéder au gommage. Appliquez ce masque une fois par semaine.

Connaissez-vous ces aliments anti-imperfections ?

- La carotte est votre alliée belle peau, en jus ou crue en salade !
- Les fruits et légumes en général.
- Les oléagineux (amandes, noix de cajou, noix de pécan, noix de macadamia, noisettes, pignons et pistaches)
- Les laits végétaux (amande, noisette...)
- Les algues (en tartare, en paillettes, en makis...)
- Les céréales complètes (quinoa, sarrasin...)

USAGE IMMÉDIAT !

Cette préparation ne se conserve pas, appliquez-la immédiatment après l'avoir préparée.

➡ Les actifs

- L'argile verte est purifiante, c'est l'ingrédient anti-acné par excellence.
- Le cacao cru a d'excellentes vertus anti-acné. Il apaise la peau et permet d'atténuer les imperfections.

Roll-on magique anti-acné

Très facile • Coûteux • Préparation : 5 minutes • Conservation : 3 mois

Les ingrédients pour 20 ml

• 10 ml d'huile de coco • 5 ml d'huile de nigelle • 5 ml d'huile d'argan • 4 à 5 gouttes d'huile essentielle de tea tree • 2 gouttes de vitamine E (facultatif)

Le matériel

1 contenant type roll-on + Des gants en silicone + 1 petit entonnoir + 1 balance

ON N'OUBLIE PAS...

Les huiles essentielles sont à manier avec précaution, vérifiez toujours les contre-indications annoncées avant de les utiliser.

LA PRÉPARATION

1. Désinfectez l'entonnoir, puis glissez-le dans le roll-on et posez-le sur la balance.
2. Versez les huiles une à une en suivant précisément les quantités indiquées.
3. Ajoutez l'huile essentielle et éventuellement la vitamine E.
4. Fermez le flacon roll-on et secouez pour mélanger.

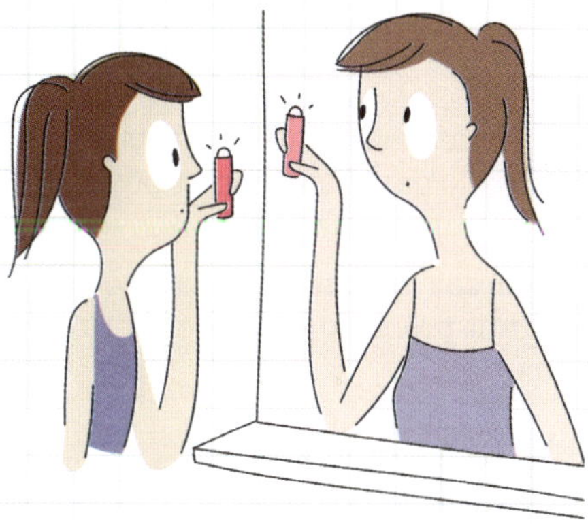

Comment l'utiliser ?

Appliquez ce roll-on sur vos boutons dès que vous en voyez un pointer le bout de son nez !

ALTERNATIVE !

Si l'huile de coco ne vous réussit pas, optez pour de l'huile de jojoba !

Pour ma peau grasse

Sérum apaisant et réparateur

Très facile • Coûteux • Préparation : 5 minutes • Conservation : 3 mois

Les ingrédients pour 50 ml

• 15 ml d'huile de jojoba • 15 ml d'huile de coco • 7 ml d'huile de nigelle • 7 ml d'huile de calophylle • 5 ml d'huile d'amande douce • 2 gouttes d'huile essentielle de tea tree • 2 gouttes de vitamine E

Le matériel

1 contenant type flacon + Des gants en silicone + 1 entonnoir + 1 balance

LA PRÉPARATION

1. Désinfectez l'entonnoir, puis glissez-le dans le flacon et posez le flacon sur la balance.

2. Versez les huiles une à une en suivant précisément les quantités indiquées.

3. Ajoutez la vitamine E.

4. Fermez le flacon et secouez pour mélanger.

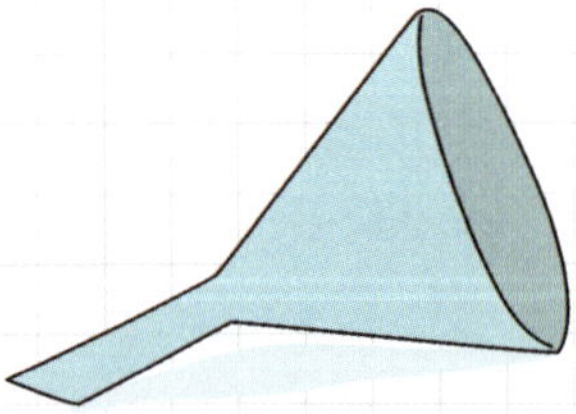

Comment l'utiliser ?

Sur une peau nettoyée, de préférence le soir, pour éviter de commencer la journée avec la peau légèrement luisante.

Les actifs

• L'huile de jojoba permet de rééquilibrer la production de sébum.

• L'huile de coco a des vertus anti-acné : elle est antibactérienne et calme les « crises » d'acné.

• L'huile de nigelle aide à lutter contre l'apparition des boutons et même des micro-kystes.

• L'huile de calophylle permet d'atténuer les cicatrices d'acné même lorsqu'elle est active.

• L'huile d'amande douce apaise la peau et lui donne une sensation de douceur.

• L'huile essentielle de tea tree est très efficace pour éradiquer les boutons et les imperfections.

• La vitamine E empêche l'oxydation des huiles.

Savon moussant

Modéré • Coûteux • Préparation : 30 minutes + 48 heures de séchage

Les ingrédients pour 1 galet

• 40 g de tensioactif SCI • 10 ml d'huile de coco • 10 ml de lait de coco ou d'eau minérale • 30 g de poudre d'avoine colloïdale ou d'argile verte • 5 ml d'huile de nigelle ou de jojoba

Le matériel

1 casserole pour le bain-marie + 2 bols + 2 ou 3 cuillères à café (en bois si vous manipulez de l'argile) + 1 moule en silicone + Des gants en silicone + 1 masque + 1 balance

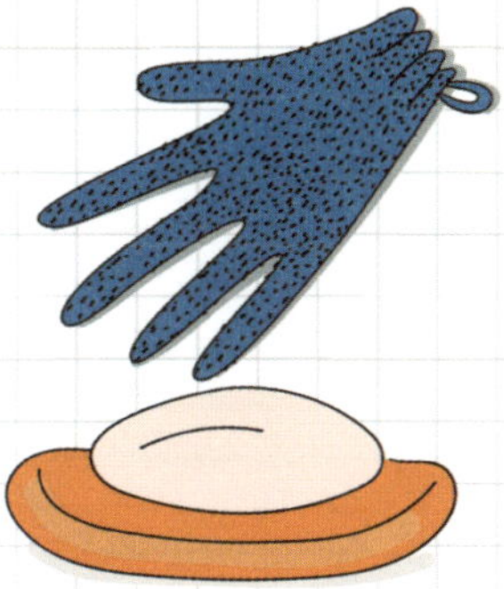

LA PRÉPARATION

1. Faites fondre au bain-marie le tensioactif avec l'huile de coco et le lait de coco jusqu'à obtenir une pâte collante.

2. Hors du feu, ajoutez la poudre d'avoine (ou l'argile) puis l'huile de nigelle ou de jojoba.

3. Tassez bien la préparation dans un moule pour que le savon tienne et ne s'émiette pas ultérieurement.

4. Mettez la préparation au réfrigérateur environ 30 minutes pour que le savon prenne, puis laissez-le sécher 48 heures à température ambiante avant de l'utiliser.

Les actifs

• Le tensioactif SCI est l'ingrédient qui rend le pain de savon solide et qui permet de le faire « mousser ».

• La poudre d'avoine et l'argile ont des vertus nettoyantes.

• L'huile de coco, de nigelle et de jojoba ont d'incroyables bienfaits sur les peaux grasses et acnéiques.

• Le lait de coco apportera de la douceur à votre peau.

Deux précautions valent mieux qu'une !

Le SCI peut être irritant pour les poumons, utilisez un masque lorsque vous le manipulez et soyez prudent.

Masque régénérant

Très facile • Coûteux • Préparation : 2 minutes • Conservation : à appliquer de suite

Les ingrédients pour 1 application

• 1 cuill. à café d'argile blanche • 1 cuill. à café de poudre de guimauve ou farine/poudre d'avoine • 1 cuill. à café de macérât de calendula • 2 ou 3 cuill. à café de lait d'avoine • 1 cuill. à café de sirop d'agave (facultatif)

Le matériel

1 bol + 1 cuillère en bois

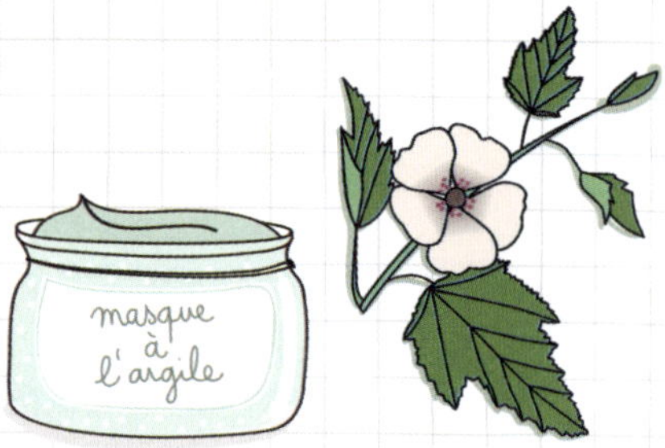

LA PRÉPARATION

1. Mélangez tous les ingrédients.
2. Ajoutez un peu de lait d'avoine si nécessaire.

USAGE IMMÉDIAT !

Cette préparation ne se conserve pas, appliquez-la immédiatement après l'avoir préparée.

Pour les peaux sensibles...

Si vous avez la peau vraiment sensible, remplacez la poudre de guimauve ou la farine d'avoine par la même quantité d'argile blanche.

➡ Comment l'utiliser ?

Appliquez le masque en fine couche sur le visage, en évitant le contour des yeux. Laissez agir 10 minutes maximum. Utilisez ce masque une fois par semaine.

➡ Les actifs

• L'argile blanche est purifiante et assainit les peaux sèches et sensibles. Elle est aussi cicatrisante.

• La farine d'avoine ou la poudre de guimauve apaisent et régénèrent la peau.

• Le macérât de calendula est apaisant et adoucissant.

• Le lait d'avoine protège la peau, lui apporte douceur et évite toute déshydratation.

Sérum nourrissant

Très facile • Coûteux • Préparation : 5 minutes • Conservation : 3 mois

Les ingrédients pour 50 ml

• 15 ml d'huile de jojoba • 15 ml d'huile de coco • 12 ml de macérât de calendula • 5 ml d'huile d'amande douce • 2 ml de macérât de carotte • 2 gouttes d'huile essentielle d'ylang-ylang (facultatif) • 2 gouttes de vitamine E

Le matériel

1 contenant type flacon + Des gants en silicone + 1 entonnoir + 1 balance

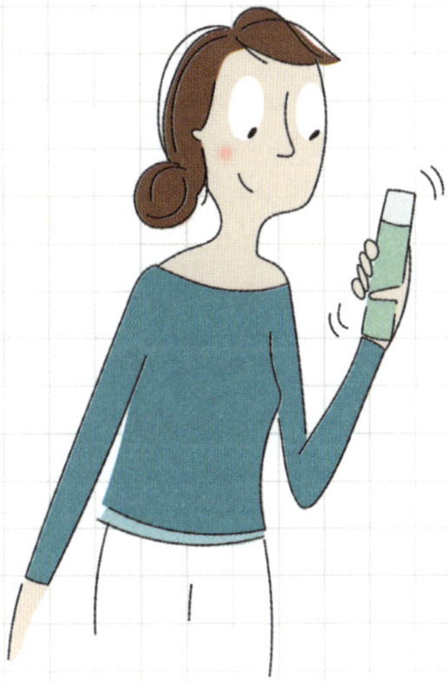

LA PRÉPARATION

1. Désinfectez l'entonnoir, puis glissez-le dans le flacon et posez le flacon sur la balance.
2. Versez les huiles une à une en suivant précisément les quantités indiquées.
3. Ajoutez la vitamine E.
4. Fermez le flacon et secouez pour mélanger.

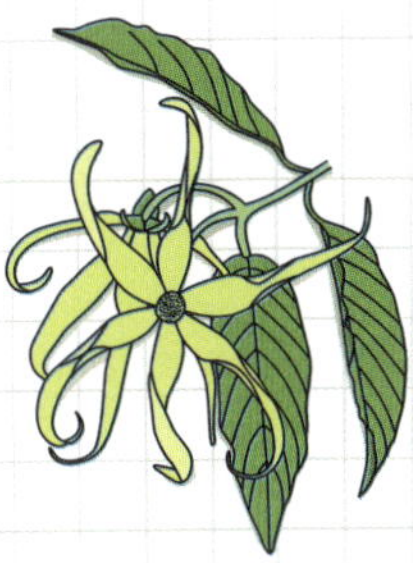

➡ Les actifs

• L'huile de jojoba régule la sécrétion de sébum (qu'il y en ait trop ou pas assez !).

• L'huile de coco est très nourrissante et protectrice.

• Le macérât de calendula est apaisant et adoucissant.

• Le macérât de carotte redonne éclat et bonne mine aux teints ternes.

• L'huile essentielle d'ylang-ylang embellit la peau en plus de la tonifier.

• La vitamine E évite l'oxydation des huiles.

Savon nourrissant douceur

Modéré • Coûteux • Préparation : 30 minutes + 48 heures de séchage

Les ingrédients pour 1 galet

• 40 g de tensioactif SCI • 8 ml d'huile végétale de coco • 10 ml de lait d'avoine ou d'eau minérale • 30 g d'argile blanche • 7 ml de macérât de calendula

Le matériel

1 casserole pour le bain-marie + 2 bols + 2 ou 3 cuillères à café en bois + 1 moule en silicone + Des gants en silicone + 1 masque + 1 balance

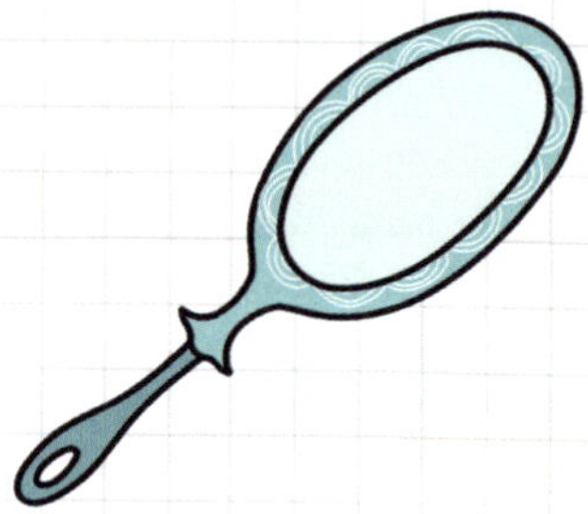

LA PRÉPARATION

1. Faites fondre au bain-marie le tensioactif avec l'huile de coco et le lait d'avoine ou l'eau minérale jusqu'à obtenir une pâte collante.
2. Hors du feu, ajoutez l'argile blanche et le macérât de calendula.
3. Tassez bien la préparation dans un moule pour que le savon tienne bien et ne s'émiette pas ultérieurement.
4. Mettez votre préparation au réfrigérateur environ 30 minutes pour que le savon prenne.
5. Laissez le savon sécher 48 heures à température ambiante avant de l'utiliser.

Les actifs

• Le tensioactif SCI est l'ingrédient qui rend le pain de savon solide et qui permet de le faire « mousser ».

• L'argile a des vertus nettoyantes.

• L'huile de coco, le macérât de calendula et le lait d'avoine nourrissent et apportent douceur et confort à la peau.

PRÉCAUTIONS D'USAGE

Le SCI peut être irritant pour les poumons, utilisez un masque lorsque vous le manipulez.

Masque tonifiant anti-âge

Très facile • Coûteux • Préparation : 2 minutes • Conservation : à appliquer de suite

Les ingrédients pour 1 application

• 1 cuill. à café de spiruline en poudre • ¼ de cuill. à café de charbon en poudre • ½ cuill. à café d'huile d'argan • 2 ou 3 cuill. à café d'argent colloïdal ou d'eau minérale

Le matériel

1 bol + 1 cuillère en bois

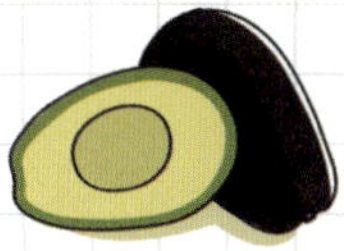

Connaissez-vous ces aliments anti-âge ?

- La carotte
- La tomate
- L'avocat
- Le jus de citron
- La myrtille
- Le kiwi
- L'huile d'olive

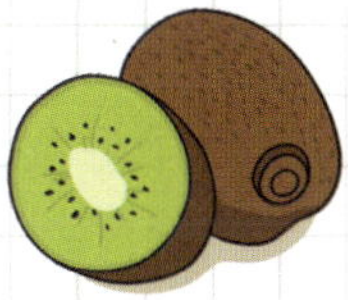

LA PRÉPARATION

1. Mélangez tous les ingrédients.
2. Ajoutez un peu d'eau ou d'argent colloïdal si nécessaire.

Comment l'utiliser ?

Appliquez le masque en fine couche sur le visage en évitant le contour des yeux. Laissez agir 10 minutes maximum, puis rincez. Utilisez ce masque une fois par semaine.

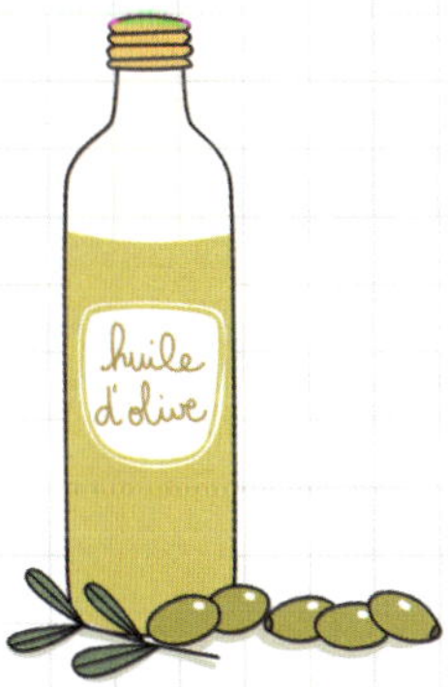

Les actifs

• La spiruline nourrit, tonifie et purifie la peau, lui apportant souplesse et éclat. Elle est très riche en antioxydants et a d'excellentes vertus anti-âge.

• Le charbon détoxifie et purifie la peau.

• L'huile d'argan redonne de la souplesse à la peau, la nourrit et lui procure un teint bonne mine.

• L'argent colloïdal est très efficace contre l'acné (et tant d'autres choses...) ! Il est disponible en magasin bio.

Sérum régénérant anti-âge

Très facile • Coûteux • Préparation : 5 minutes • Conservation : 3 mois

Les ingrédients pour 50 ml

• 16 ml d'huile de jojoba • 4 ml d'huile d'avocat • 16 ml d'huile de chardon-marie ou d'argan • 2 ml d'huile de calophylle • 5 ml de macérât de carotte (ou quelques gouttes d'huile de buriti) • 7 ml d'huile d'amande douce • 5 gouttes de vitamine E

Le matériel

1 contenant type flacon + Des gants en silicone + 1 entonnoir + 1 balance

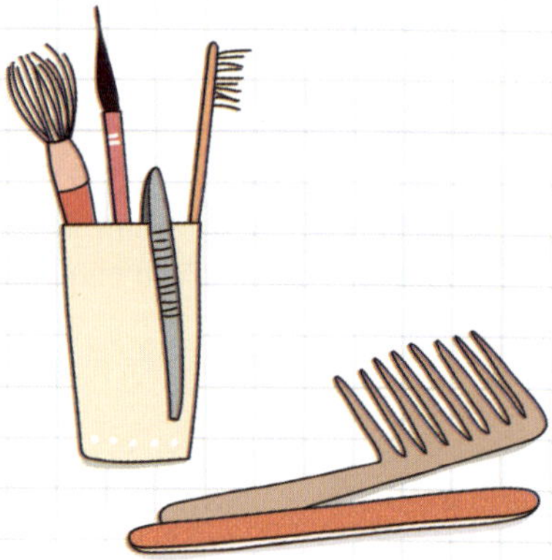

LA PRÉPARATION

1. Désinfectez l'entonnoir, puis glissez-le dans le goulot du flacon et posez-le sur la balance.
2. Versez les huiles une à une en suivant précisément les quantités indiquées.
3. Ajoutez la vitamine E.
4. Fermez le flacon et secouez pour mélanger.

➡ Comment l'utiliser ?

Sur une peau nettoyée, de préférence le soir, pour éviter de commencer la journée avec la peau légèrement luisante.

➡ Les actifs

• L'huile de jojoba rééquilibre la sécrétion de sébum, ce qui en fait une excellente « base » de sérum.

• L'huile d'avocat est restructurante.

• Les huiles de chardon-marie et d'argan sont nourrissantes, réparatrices et anti-âge.

• L'huile de calophylle est cicatrisante et régénérante.

• L'huile de buriti ou le macérât de carotte préviennent le vieillissement de la peau et l'assouplissent.

• La vitamine E évite l'oxydation des huiles et a d'excellentes vertus anti-âge.

Savon moussant anti-âge

Modéré • Coûteux • Préparation : 30 minutes + 48 heures de séchage

Les ingrédients pour 1 galet

• 40 g de tensioactif SCI • 8 ml d'huile végétale de coco • 10 ml de lait d'avoine ou d'eau minérale • 25 g d'argile rouge • 5 g de spiruline

Le matériel

1 casserole pour le bain-marie + 2 bols + 2 ou 3 cuillères à café (en bois si vous manipulez de l'argile) + 1 moule en silicone + Des gants en silicone + 1 masque + 1 balance

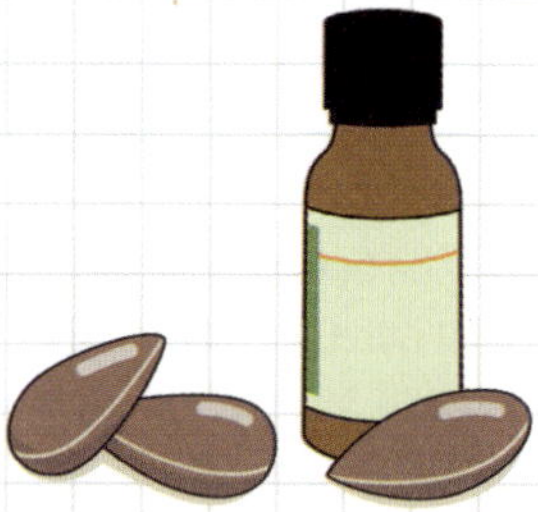

LA PRÉPARATION

1. Faites fondre au bain-marie le tensioactif avec l'huile de coco et le lait d'avoine ou l'eau minérale jusqu'à obtenir une pâte collante.
2. Hors du feu, ajoutez l'argile, l'huile d'argan et la spiruline.
3. Versez la préparation dans un moule et tassez le tout pour que le savon tienne et ne s'émiette pas ultérieurement.
4. Mettez la préparation au réfrigérateur environ 30 minutes pour que le savon prenne.
5. Laissez le savon sécher 48 heures à température ambiante avant de l'utiliser.

Les actifs

• Le tensioactif SCI est l'ingrédient qui solidifie le pain de savon et qui permet de le faire « mousser ».

• L'argile rouge a des vertus nettoyantes, cicatrisantes et redonne de l'éclat à la peau.

• La spiruline nourrit, tonifie et purifie la peau, lui apportant souplesse et éclat. Elle est très riche en antioxydants et a d'excellentes vertus anti-âge.

• L'huile de coco, l'huile d'argan et le lait d'avoine nourrissent et apportent douceur et confort à la peau.

PRÉCAUTIONS D'USAGE

Le SCI peut être irritant pour les poumons, utilisez un masque lorsque vous le manipulez.

Baume à lèvres gourmand
pour lèvres gercées

Très facile • Peu coûteux • Préparation : 10 minutes • Conservation : 3 mois

Les ingrédients pour 30 g

• 15 g de beurre de cacao • 10 ml d'huile de coco • 8 g de cire émulsifiante • 2 gouttes de vitamine E • 8 ml de sirop d'agave • 8 gouttes de cosgard

Le matériel

1 grosse casserole et 2 casseroles de taille moyenne + 2 bols en Inox : 1 pour le mélange à l'huile et 1 pour le sirop d'agave + 1 minifouet ou un batteur électrique + 2 petites cuillères + 1 pot en verre + 1 thermomètre + 1 balance

LA PRÉPARATION

1. Faites fondre le beurre de cacao et l'huile de coco au bain-marie avec la cire émulsifiante et la vitamine E.
2. Dans un autre bain-marie, mettez le sirop d'agave à chauffer.
3. Lorsque les deux préparations ont atteint 70 °C, transvasez le mélange à l'huile dans l'autre bol.
4. Placez le bol dans une casserole contenant un fond d'eau froide et fouettez jusqu'à ce que votre baume «prenne» comme une mayonnaise.
5. Ajoutez le cosgard et mélangez.
6. Transvasez la préparation dans votre contenant et placez au frais pour que le mélange durcisse.

➡ Comment l'utiliser ?

Appliquez votre baume à lèvres du bout du doigt. Choisissez un petit contenant pour glisser facilement votre baume dans votre sac et l'avoir toujours avec vous !

Si la température ambiante et extérieure est plutôt élevée, ajoutez un peu plus de beurre de karité et diminuez la quantité d'huile de coco, car elle se liquéfie au-dessus de 25 °C.

➡ Les actifs

• Le beurre de cacao nourrit les lèvres et permet d'obtenir une texture crémeuse.

• L'huile de coco, solide jusqu'à 25 °C, donne de la consistance au baume à lèvres et est aussi très nourrissante.

• Le sirop d'agave donne un goût délicieusement sucré à la préparation, il est aussi réputé pour ses vertus nourrissantes et adoucissantes.

• La vitamine E est le conservateur du baume. Elle protège aussi les lèvres grâce à ses actifs antioxydants.

Dentifrice blanchisseur au charbon

Très facile • Peu coûteux • Préparation : 10 minutes • Conservation : 1 mois

Les ingrédients pour 30 g

- 6 cuill. à soupe d'huile de coco
- 6 cuill. à soupe d'argile verte ou blanche ultraventilée (environ)
- 1 pointe de couteau de charbon en poudre activé
- 2 ou 3 gouttes d'huile essentielle de tea tree ou de menthe poivrée

Le matériel

1 bol en Inox + 1 minifouet + 1 cuillère en bois + 1 contenant en verre de 30 g

LA PRÉPARATION

1. Dans le bol, mélangez l'huile de coco liquide, l'argile et le charbon jusqu'à obtenir une consistance crémeuse.
2. Ajoutez de l'huile si la préparation s'effrite, ou au contraire de l'argile (mais pas de charbon !) si la consistance est trop liquide.
3. Versez l'huile essentielle choisie, mélangez et transvasez la préparation dans le contenant.

ASTUCE

Faites fondre l'huile de coco sur un radiateur ou au soleil si elle est solide !

➡ Comment l'utiliser ?

Pour éviter de contaminer votre préparation, utilisez une petite spatule en plastique ou en bois pour appliquer le dentifrice sur la brosse à dents. Si vous avez les dents sensibles, n'utilisez pas d'argile, mais du carbonate de calcium, plus doux, et soyez vigilant quant à l'utilisation du dentifrice.

➡ Les actifs

- L'huile de coco est antibactérienne et prévient la formation des caries.
- L'argile verte a des vertus blanchissantes et antiseptiques, c'est un abrasif doux.
- Le carbonate de calcium est un abrasif très doux (plus doux que l'argile).
- Les huiles essentielles de tea tree ou de menthe poivrée jouent le rôle d'antibactérien, elles assainissent la bouche et permettent d'avoir une haleine fraîche.
- Le charbon assainit la bouche et a un effet blanchisseur sur les dents !

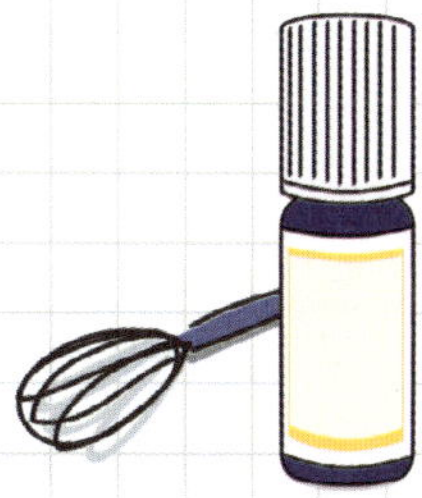

Sérum anticernes pour des yeux de biche

Très facile • Peu coûteux • Préparation : 5 minutes • Conservation : 3 mois

Les ingrédients pour 16 ml

- 5 ml d'huile d'avocat
- 5 ml d'huile de calophylle
- 5 ml d'huile de bourrache
- 3 gouttes de vitamine E

Le matériel

1 contenant type flacon + Des gants en silicone + 1 entonnoir + 1 balance

LA PRÉPARATION

1. Désinfectez l'entonnoir, puis glissez-le dans le goulot du flacon et posez le flacon sur la balance.
2. Versez les huiles végétales une à une en suivant précisément les quantités indiquées.
3. Ajoutez la vitamine E.
4. Fermez le flacon et secouez pour mélanger.

LE SAVIEZ-VOUS ?

Les cernes sont dues à un problème de circulation et le sérum n'aura un effet satisfaisant que si vous l'accompagnez d'un massage.

Les actifs

- L'huile d'avocat est excellente pour le contour des yeux et les poches !
- L'huile de calophylle permet d'atténuer les cernes, car elle favorise la circulation.
- L'huile de bourrache est anti-âge et apaisante. Elle permet d'éviter les ridules autour des yeux.
- La vitamine E évite l'oxydation des huiles et l'installation des ridules sous les yeux, puisque c'est un excellent actif anti-âge !

Comment l'utiliser ?

Matin et soir, appliquez une petite quantité de sérum sous chaque œil. Attention : JAMAIS dans l'œil, mais au niveau du milieu du nez, entre le nez et les pommettes. Faites ce massage anticernes dit « drainant ».

Pour ma part, je masse doucement mes cernes de l'extérieur vers l'intérieur et inversement. Ensuite, je pince la peau de mes cernes entre mon pouce et mon index en suivant le même mouvement en arc de cercle sous l'œil.

À VOUS D'INVENTER !

Variez les huiles végétales pour ce sérum en optant pour de l'huile d'onagre ou de chanvre qui sont également excellentes pour le contour des yeux !

Démaquillant liquide pour tous les types de peau

Très facile • Peu coûteux • Préparation : 5 minutes • Conservation : 3 mois

Les ingrédients pour 50 ml

- 30 ml d'huile de coco
- 10 ml d'huile de jojoba
- 10 ml d'huile d'amande douce
- 2 gouttes de vitamine E

Le matériel

1 contenant type flacon + Des gants en silicone + 1 entonnoir + 1 balance

LA PRÉPARATION

1. Désinfectez l'entonnoir, puis glissez-le dans le goulot du flacon et posez le flacon sur la balance.
2. Versez les huiles une à une en suivant précisément les quantités indiquées.
3. Ajoutez la vitamine E.
4. Fermez le flacon et secouez pour mélanger.

➡ Comment l'utiliser ?

Amusez-vous et variez les huiles en fonction de votre type de peau. Vous pouvez même n'utiliser que de l'huile de coco pure qui est très efficace pour retirer n'importe quel maquillage, même le plus tenace !

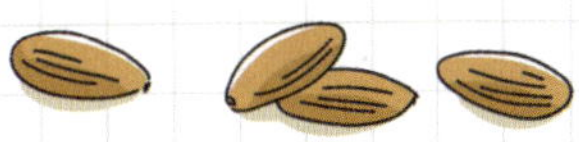

➡ Les actifs

- L'huile de coco joint l'utile à l'agréable, car, très grasse, elle permet de décoller efficacement le maquillage tout en donnant à la préparation une odeur très douce.
- L'huile de jojoba convient à tous les types de peau.
- L'huile d'amande douce permet d'obtenir une texture très douce et agréable.
- La vitamine E évite l'oxydation des huiles et permet de conserver votre préparation le plus longtemps possible.

ON N'OUBLIE PAS LE DÉMAQUILLAGE !

Il est primordial pour avoir une belle peau. Après le démaquillage, il est important de laver son visage pour retirer tous les résidus de maquillage et de pollution. Pour finir, il faut hydrater et nourrir la peau.

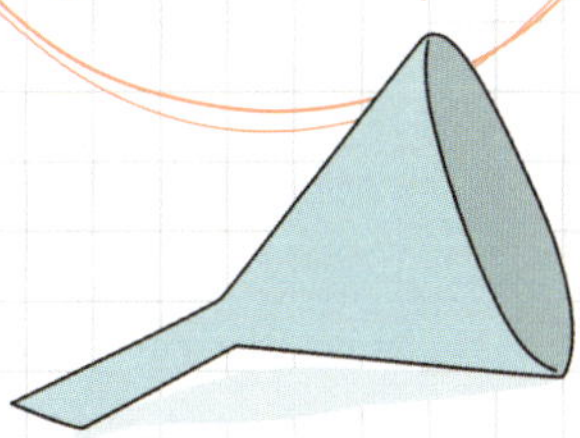

Quiz : définir sa nature de cheveux

Connaissez-vous la nature de vos cheveux ? Elle peut évoluer en fonction de facteurs extérieurs (pollution, sèche-cheveux, fer à lisser ou à boucler, colorations...), de variations hormonales, du stress et même de l'alimentation !

Comment reconnaître des cheveux GRAS ?

- Aspect luisant au niveau des racines et parfois des longueurs
- Toucher huileux
- Cheveux brillants (dû à l'aspect huileux), mais ternes
- Parfois, des pellicules peuvent apparaître aux racines

➡ Privilégiez les soins doux et qui ne décapent pas. Votre cuir chevelu aurait, pour se protéger, tendance à sécréter encore plus de sébum ! Essayez d'espacer les shampoings à l'aide de shampoings secs et brossez-vous régulièrement les cheveux pour répartir l'excès de sébum se trouvant aux racines sur tous vos cheveux. Pratiquez un rinçage à l'eau tiède ou froide plutôt que chaude, cela permet de les rendre brillants, mais surtout, d'éviter qu'ils regraissent trop vite.

Comment reconnaître des cheveux SECS ?

- Cheveux fragiles, cassants
- Toucher rêche, rugueux
- Aspect terne
- Pas de souplesse

➡ Chouchoutez vos cheveux à l'aide de soins adaptés, très nutritifs, protecteurs et sébo-régulateurs. Vos cheveux ne sécrètent pas assez de sébum, c'est pour cette raison qu'ils sont secs. N'hésitez pas à multiplier les soins : masque avant le shampoing, shampoing, après-shampoing et huile protectrice.

Comment reconnaître des cheveux ABÎMÉS ?

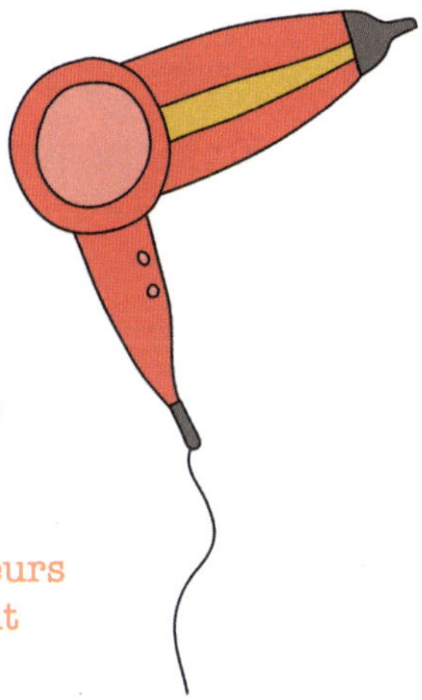

Les cheveux abîmés ont le même aspect que les cheveux gras et/ou secs, mais en plus, ils s'emmêlent facilement et sont très difficiles à démêler. Les cheveux abîmés sont souvent le résultat d'une utilisation trop fréquente du fer à lisser, du sèche-cheveux ou bien de colorations à répétition.

➡ Utilisez des soins à base d'actifs protecteurs et évitez d'agresser vos cheveux en utilisant des appareils chauffants. Si vous avez les pointes très abîmées, un petit tour chez le coiffeur ne leur fera pas de mal !

Comment reconnaître des cheveux NORMAUX ?

Les cheveux sont doux, brillants et se démêlent facilement. Ils ne graissent pas trop vite, seulement après 3 jours sans shampoing.

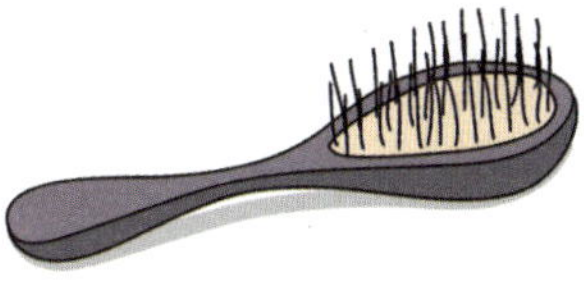

BON À SAVOIR

Demandez conseil à un dermatologue pour définir votre nature de cheveux, certains problèmes du cuir chevelu ne sont pas à prendre à la légère comme le psoriasis.

3 shampoings solides tous doux sur mesure

Modéré • Coûteux • Préparation : 30 minutes/48 heures de séchage • Conservation : 3 mois

Les ingrédients pour 1 galet spécial cheveux gras

• 70 g de tensioactif SCI • 20 ml d'infusion de thym • 5 ml d'huile de noisette • 10 ml d'huile de jojoba • 5 ml d'huile de coco

Les huiles de noisette, de jojoba et de coco sont excellentes pour réguler le sébum et pour contrer l'effet cheveux gras. Le thym donne de l'éclat aux cheveux en plus de purifier le cuir chevelu !

Les ingrédients pour 1 galet spécial cheveux secs

• 70 g de tensioactif SCI • 20 ml de lait de coco • 5 ml d'huile d'avocat • 10 ml d'huile d'argan • 5 ml d'huile de ricin

Les huiles d'avocat, d'argan et de ricin nourrissent et prennent soin de vos cheveux secs et abîmés. Le lait de coco a les mêmes vertus et il est même excellent pour la pousse des cheveux.

Les ingrédients pour 1 galet spécial cheveux normaux

• 70 g de tensioactif SCI • 20 ml de lait d'avoine • 5 ml d'huile d'amande douce • 10 ml d'huile de jojoba • 5 ml d'huile de ricin

Tous ces ingrédients prennent soin de votre cuir chevelu avec douceur et leur apportent éclat et brillance.

Le matériel

1 casserole pour le bain-marie + 2 bols + 2 ou 3 cuillères à café + 1 moule en silicone + Des gants en silicone + 1 masque + 1 balance

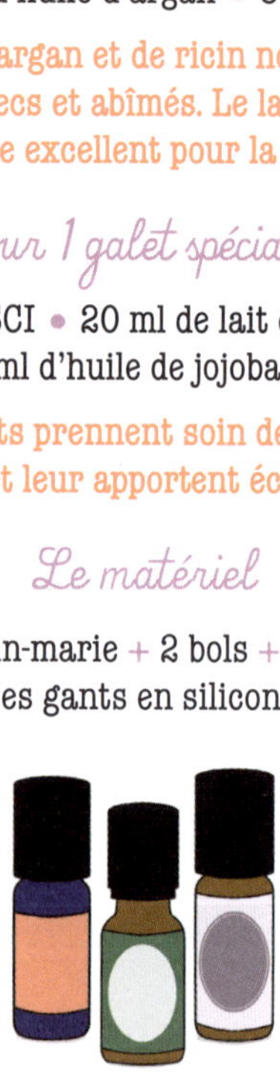

LA PRÉPARATION

1. Préparez une infusion si besoin.
2. Faites fondre au bain-marie le tensioactif avec votre phase liquide (boisson végétale ou infusion) et l'huile de coco si elle est solide, jusqu'à obtenir une pâte collante.
3. Hors du feu, ajoutez les huiles végétales.
4. Versez votre préparation dans un moule, tassez pour que le shampoing tienne bien et qu'il ne s'émiette pas ultérieurement.
5. Mettez votre préparation au réfrigérateur environ 30 minutes pour que le shampoing prenne.
6. Laissez votre shampoing sécher 48 heures à température ambiante avant de l'utiliser.

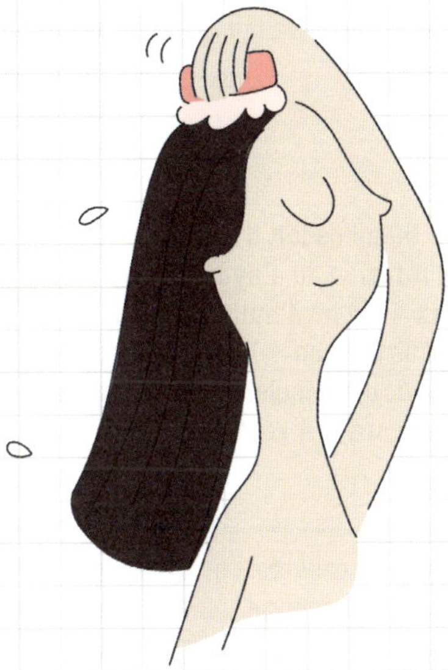

➡ Comment l'utiliser ?

Votre shampoing s'utilise comme un pain de savon : frottez-le entre vos mains avec de l'eau jusqu'à ce qu'il mousse et lavez vos cheveux comme avec un shampoing liquide. Vous pouvez aussi le frotter (pas trop fort !) directement contre vos cheveux mouillés.

Laissez sécher votre shampoing sur un porte-savon après utilisation. Vous pouvez l'emporter dans une petite boîte lorsque vous voyagez, très pratique pour le bagage cabine quand on prend l'avion !

➡ Les actifs

- Le tensioactif SCI est l'ingrédient qui rend votre shampoing solide et qui permet de le faire « mousser ».
- Tous les autres ingrédients sont des actifs qui apporteront à vos cheveux tous les bienfaits dont ils ont besoin !

PRÉCAUTIONS D'USAGE

ATTENTION ! Le SCI peut être irritant pour les poumons, utilisez un masque lorsque vous le manipulez.

Après-shampoing protecteur et démêlant

Modéré • Coûteux • Préparation : 30 minutes • Conservation : 2 mois

Les ingrédients pour 70 g

• 50 ml de lait d'avoine • 20 ml d'infusion ou d'hydrolat de votre choix • 10 ml d'huile d'avocat • 5 ml d'huile de coco • 5 ml d'huile d'olive • 6 g de cire émulsifiante • 19 gouttes de cosgard • 4 gouttes de vitamine E

Le matériel

1 grosse casserole et 2 casseroles de taille moyenne + 2 bols en Inox + 1 minifouet + 2 petites cuillères + 1 flacon + 1 thermomètre + 1 balance

Les actifs

• Le lait d'avoine protège vos cheveux et facilite le démêlage.

• L'huile d'avocat apporte de la brillance aux cheveux et les nourrit intensément.

• L'huile de coco les nourrit et les protège des agressions extérieures.

• L'huile d'olive renforce les cheveux en plus d'être très nourrissante.

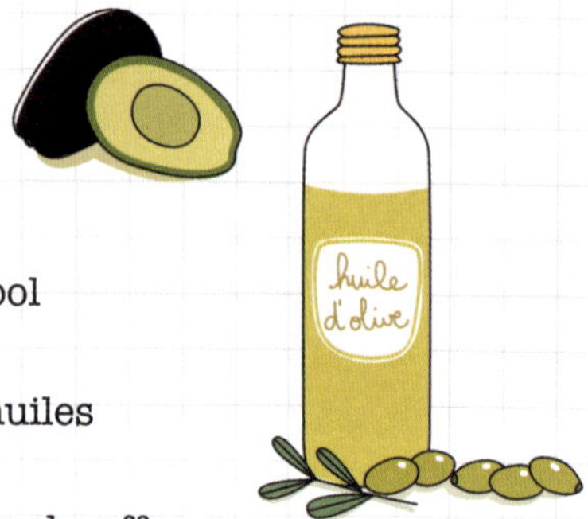

LA PRÉPARATION

1. Mélangez les huiles végétales dans un bol et ajoutez la cire émulsifiante.
2. Dissolvez la cire émulsifiante avec les huiles au bain-marie.
3. Versez l'hydrolat dans un bol et faites-le chauffer au bain-marie sur une autre plaque.
4. Vérifiez avec le thermomètre la température de l'hydrolat et du mélange d'huiles et de cire.
5. Une fois que les deux préparations sont à 70 °C transvasez les huiles dans l'hydrolat.
6. Placez votre bol dans un récipient avec un fond d'eau froide et fouettez jusqu'à ce que votre après-shampoing « prenne » comme une mayonnaise. Cela peut prendre quelques minutes.
7. Ajoutez enfin le cosgard, la vitamine E, mélangez et transvasez dans un flacon.

Lait hydratant onctueux pour le corps

Modéré • Peu coûteux • Préparation : 30 minutes • Conservation : 2 mois

Les ingrédients pour 70 g

• 10 ml d'huile d'arnica
• 5 ml d'huile de coco • 5 ml d'huile d'argan • 6 g de cire émulsifiante
• 70 ml d'hydrolat de fleur d'oranger
• 19 gouttes de cosgard
• 4 gouttes de vitamine E

Le matériel

1 grosse casserole et 2 casseroles de taille moyenne + 2 bols en Inox + 1 minifouet + 2 petites cuillères + 1 flacon (au mieux, type airless) + 1 thermomètre + 1 balance

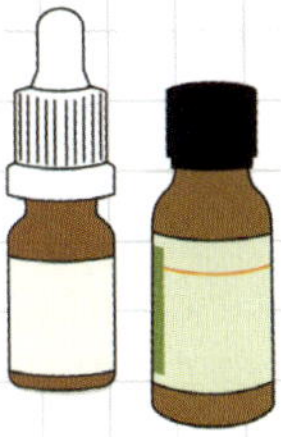

Les actifs

• L'hydrolat de fleur d'oranger est apaisant pour la peau.

• L'huile d'arnica est apaisante.

• L'huile de coco protège et nourrit la peau.

• L'huile d'argan est nourrissante et réparatrice.

LA PRÉPARATION

1. Mélangez les huiles végétales dans un bol et ajoutez la cire émulsifiante.

2. Mettez le mélange à fondre au bain-marie.

3. Versez l'hydrolat dans un bol et faites-le chauffer au bain-marie sur une autre plaque.

4. Vérifiez avec le thermomètre la température de l'hydrolat et du mélange huiles-cire.

5. Une fois les deux préparations à 70 °C, transvasez le mélange huile-cire dans l'hydrolat.

6. Placez votre bol dans un récipient avec un fond d'eau froide et fouettez jusqu'à ce que votre lait « prenne » comme une mayonnaise. Cela peut prendre quelques minutes.

7. Ajoutez enfin le cosgard, la vitamine E et mélangez, puis transvasez dans le flacon.

Gommage gourmand gros grain

Très facile • Peu coûteux • Préparation : 5 minutes • Conservation : à utiliser de suite

Les ingrédients pour 20 g

- 10 ml d'huile de coco
- 5 g de sucre de coco ou sucre roux
- 5 ml d'huile végétale d'argan

Le matériel

1 ou 2 cuillères à café + 1 bol en Inox

LA PRÉPARATION

1. Faites fondre l'huile de coco au bain-marie ou sur un radiateur si elle est solide.

2. À froid, ajoutez l'huile d'argan, le sucre et mélangez. Votre gommage est prêt !

➡ Comment l'utiliser ?

Appliquez le gommage du bout des doigts sur vos jambes et toutes les parties du corps que vous souhaitez gommer, puis massez doucement pour enlever les peaux mortes. Rincez, lavez, puis nourrissez votre peau à l'aide d'un baume pour le corps. Si vous avez déjà la peau très sèche, évitez de l'agresser et de la fragiliser en appliquant un gommage. Utilisez votre gommage tout de suite après l'avoir fabriqué, il ne se conserve pas.

➡ Les actifs

- Le sucre est l'ingrédient qui permet de gommer les peaux mortes !
- L'huile de coco est très nourrissante et gourmande.
- L'huile d'argan a des propriétés réparatrices et protectrices.

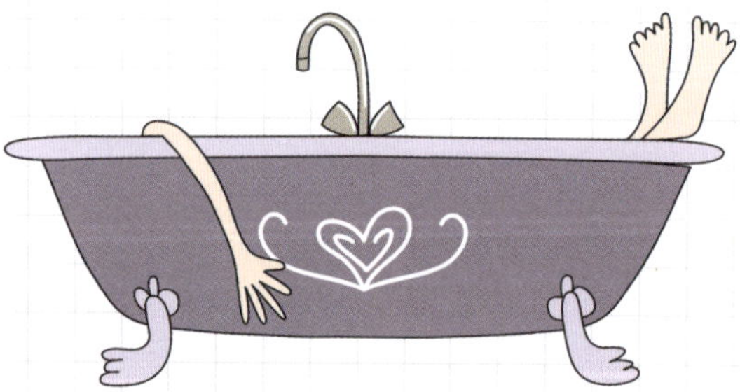

Crème pour les mains et les pieds

Modéré • Coûteux • Préparation : 30 minutes • Conservation : 2 mois

Les ingrédients pour 70 g

• 10 ml d'huile d'arnica • 5 ml d'huile de noisette • 5 ml d'huile de nigelle • 5 ml d'huile de ricin • 10 g de cire émulsifiante • 60 ml d'hydrolat de camomille • 14 gouttes de cosgard • 2 gouttes de vitamine E

Le matériel

1 grosse casserole et 2 casseroles de taille moyenne + 2 bols en Inox : un pour le mélange d'huiles et un pour l'hydrolat + 1 minifouet + 2 petites cuillères + 1 contenant en verre type pot ou flacon airless + 1 thermomètre + 1 balance

Comment l'utiliser ?

En application, quand vous sentez une sécheresse de votre peau.

Les actifs

• Les huiles d'arnica, de nigelle, de ricin et de camomille ont des vertus à la fois nourrissantes, réparatrices et protectrices.

À ESSAYER !

Remplacez l'hydrolat par 60 ml d'infusion de thym ou d'une autre plante séchée en fonction de ses propriétés !

LA PRÉPARATION

1. Mélangez les huiles végétales dans un bol et ajoutez la cire émulsifiante.
2. Faites dissoudre le mélange au bain-marie.
3. Versez 60 ml d'hydrolat dans un bol et faites-le chauffer au bain-marie sur une autre plaque.
4. Une fois que les deux préparations sont à 70 °C, transvasez les huiles dans l'hydrolat (et non l'inverse).
5. Placez votre bol dans un récipient avec un fond d'eau froide et fouettez jusqu'à ce que votre crème « prenne » comme une mayonnaise. Cela peut prendre quelques minutes.
6. Ajoutez enfin le cosgard, la vitamine E et mélangez.
7. Transvasez dans votre contenant, votre crème est prête !

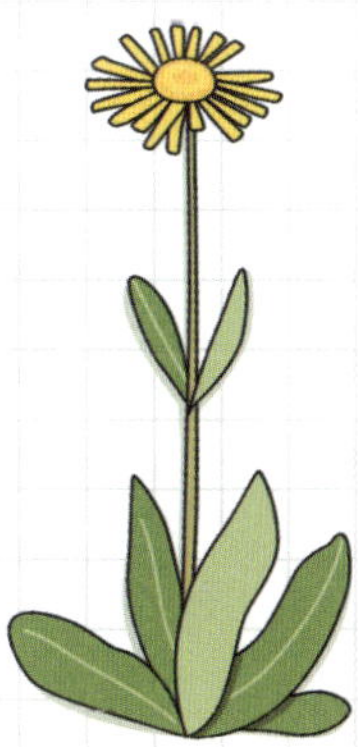

Cire d'épilation maison

Difficile • Très peu coûteux • Préparation : 30 minutes • Conservation : à utiliser de suite

Les ingrédients pour 1 application, en fonction de la surface à épiler

• 1 verre de sucre blanc (surtout pas roux) • ¼ de verre de jus de citron • ¼ de verre d'eau • 1 cuill. à soupe de sirop d'agave (facultatif pour l'hydratation)

Le matériel

1 contenant type pot en verre + Des gants en silicone + 1 casserole + Des bandes de cire en tissu (que l'on trouve en magasin bio) + 1 spatule en bois

LA PRÉPARATION

1. Mélangez tous les ingrédients dans la casserole et faites chauffer à feu doux jusqu'à obtenir une sorte de caramel : le mélange va commencer à faire des bulles, c'est normal.

2. Une fois que le mélange est de couleur caramel, retirez-le vite du feu (c'est le moment où il faut être le plus vigilant).

3. Laissez refroidir un long moment avant d'utiliser votre cire, au risque de vous brûler.

Que du bonheur !

La cire d'épilation maison est une recette toute simple, mais pas toujours facile à mettre en place ! Il faut s'armer de patience, mais une fois que l'on maîtrise la technique, on l'adopte avec plaisir.

PEAUX SENSIBLES S'ABSTENIR !

Si vous avez la peau sensible, n'utilisez pas cette cire qui peut être très asséchante et irritante pour la peau (comme tous les produits dépilatoires en général).

Comment l'utiliser ?

Appliquez la cire sur la zone à épiler, dans le sens contraire de la pousse des poils, à l'aide de la spatule. Posez dessus la bande en tissu. Tendez votre peau à l'aide d'une main et tirez dans le sens contraire de la pousse des poils pour les arracher avec l'autre main. Répétez l'opération jusqu'à obtenir le résultat souhaité.

Préparez 80 ml d'huile apaisante !

Mélangez ces ingrédients en suivant les indications de la recette page 61 : 40 ml d'huile de souchet • 20 ml d'huile de coco • 10 ml d'huile d'amande douce • 10 ml d'huile de jojoba. Appliquez-la sans attendre.

Huile réconfort après-sport

Très facile • Coûteux • Préparation : 15 minutes • Conservation : 3 mois

Les ingrédients pour 100 ml

- 50 ml d'huile de coco (ou une autre huile très grasse)
- 20 ml d'huile de nigelle
- 30 ml de macérât huileux d'arnica
- 1 goutte de vitamine E (facultatif)

Le matériel

1 contenant type flacon + Des gants en silicone + 1 entonnoir + 1 balance

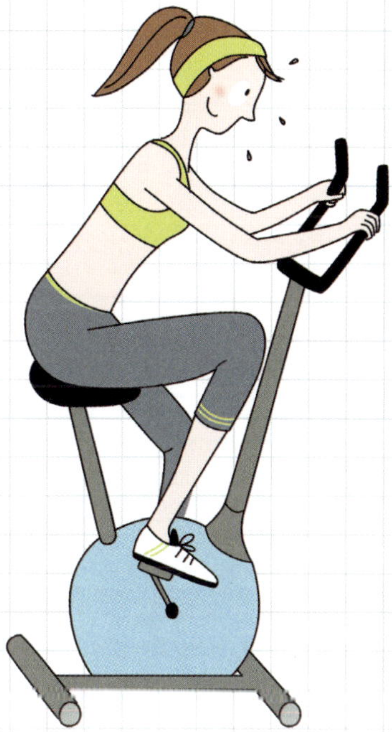

LA PRÉPARATION

1. Faites fondre l'huile de coco au bain-marie ou sur un radiateur si elle est solide.
2. Désinfectez l'entonnoir, puis glissez-le dans le goulot du flacon et posez ce dernier sur la balance.
3. Versez les huiles une à une en suivant précisément les quantités indiquées.
4. Ajoutez la vitamine E.
5. Fermez le flacon et secouez pour mélanger.

UNE PRÉFÉRENCE POUR LES BAUMES ?

Si vous préférez appliquer votre huile sous forme de baume, ajoutez du beurre de karité.

➡ Les actifs

- L'huile de coco est utilisée ici en base, car c'est aussi une huile assez grasse qui permet de masser correctement les parties du corps douloureuses.
- L'huile de nigelle soulage les contractures musculaires.
- Le macérât d'arnica soulage les hématomes (très pratique après les sports de contact) et les douleurs musculaires.
- La vitamine E empêche les huiles de s'oxyder et optimise la conservation.

Savon de rasage douceur

Modéré • Coûteux • Préparation : 30 minutes/48 heures de séchage

Les ingrédients pour 1 galet

• 40 g de tensioactif SCI • 30 g d'argile blanche • 10 ml d'huile de coco • 5 ml d'huile d'amande douce • 10 ml de lait de coco ou d'eau minérale

Le matériel

1 casserole pour le bain-marie + 2 bols + 2 ou 3 cuillères à café (en bois si vous manipulez de l'argile) + 1 moule en silicone + Des gants en silicone + 1 masque + 1 balance

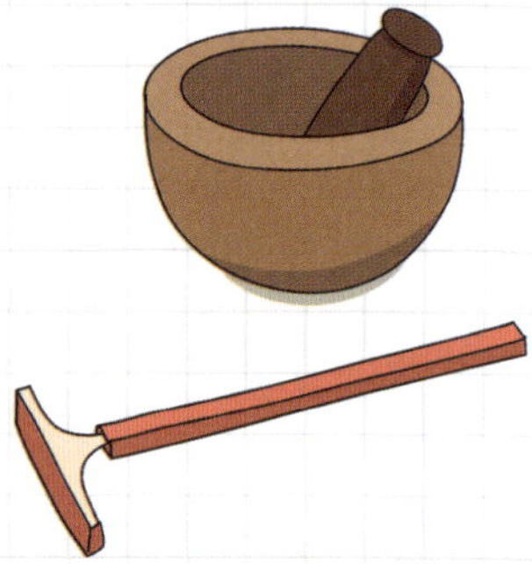

LA PRÉPARATION

1. Faites fondre au bain-marie le tensioactif avec l'huile de coco et le lait de coco jusqu'à obtenir une pâte collante.

2. Hors du feu, ajoutez l'argile.

3. Versez la préparation dans un moule. Tassez le tout pour que le savon tienne bien et ne s'émiette pas ultérieurement.

4. Mettez la préparation au réfrigérateur environ 30 minutes pour que le savon prenne.

5. Laissez votre savon sécher 48 heures à température ambiante avant de l'utiliser.

➡ Les actifs

• Le tensioactif SCI est l'ingrédient qui rend votre pain de savon solide et qui permet de le faire « mousser ».

• L'argile a des vertus nettoyantes et purifiantes.

• L'huile de coco et d'amande douce nourrissent, fortifient et protègent la barbe.

• Le lait de coco apportera de la douceur à votre barbe.

PRÉCAUTIONS D'USAGE

ATTENTION ! Le SCI peut être irritant pour les poumons, utilisez un masque lorsque vous le manipulez.

Huiles après-rasage ou protectrice pour la barbe

Facile • Peu coûteux • Préparation : 5 minutes • Conservation : 3 mois

Après-rasage pour 50 ml

• 20 ml d'huile de jojoba • 15 ml d'huile de coco • 5 g de beurre de karité • 10 ml d'huile de souchet • 2 gouttes de vitamine E

Version protectrice pour la barbe pour 50 ml

• 20 ml d'huile de coco • 15 ml d'huile d'amande douce • 10 ml d'huile de bourrache • 5 ml d'huile de ricin • 2 gouttes de vitamine E

Le matériel

1 contenant type flacon + Des gants en silicone + 1 entonnoir + 1 balance

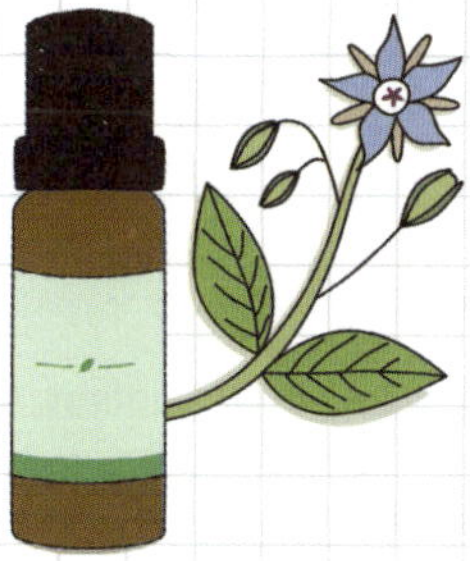

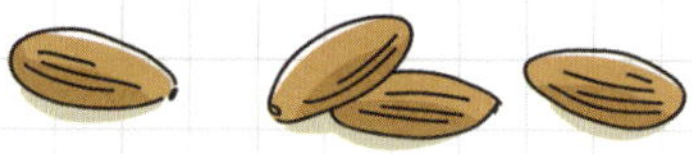

LA PRÉPARATION

1. Désinfectez l'entonnoir, puis glissez-le dans le goulot du flacon et posez ce dernier sur la balance.
2. Versez les huiles une à une en suivant précisément les quantités indiquées.
3. Ajoutez la vitamine E.
4. Fermez le flacon et secouez pour mélanger.

➡ Les actifs de l'après-rasage

• L'huile de souchet est l'huile anti-repousse des poils par excellence !

➡ Les actifs de la version protectrice pour la barbe

• L'huile d'amande douce fortifie la barbe tandis que l'huile de bourrache favorise la pousse.

• Tous les autres actifs nourrissent et protègent la peau et la barbe.

• La vitamine E empêche les huiles de s'oxyder et permet de conserver le mélange le plus longtemps possible.

Baume hydratant pour le visage

Modéré • Peu coûteux • Préparation : 20 minutes • Conservation : 3 mois

Les ingrédients pour 50 g

• 35 g de beurre de karité • 10 ml d'huile de coco • 5 ml d'huile d'amande douce • 1 cuill. à café d'arrow-root (facultatif) • 3 gouttes de vitamine E

Le matériel

1 batteur électrique (à défaut, un minifouet) + 2 bols + 1 casserole + 2 ou 3 cuillères à café + 1 contenant type pot en verre de 50 g

LA PRÉPARATION

1. Faites fondre le beurre de karité et l'huile de coco au bain-marie.
2. Réservez au frais 10 minutes maximum en vérifiant toutes les 2 ou 3 minutes la consistance de votre préparation.
3. Une fois que le mélange a blanchi, fouettez-le 5 à 10 minutes, jusqu'à obtenir une consistance de chantilly.
4. Ajoutez l'arrow-root, l'huile d'amande douce, l'huile essentielle et la vitamine E, puis battez de nouveau.
5. Transvasez la préparation dans le contenant.

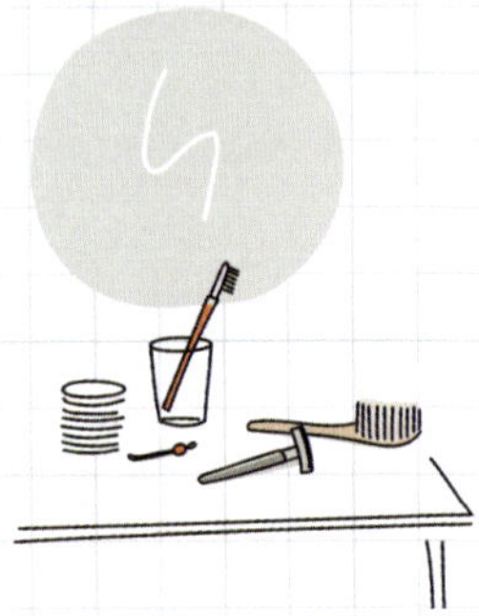

Comment l'utiliser ?

Une très petite quantité de préparation est suffisante pour hydrater tout le visage !

Les actifs

- Le beurre de karité permet d'obtenir une consistance « chantilly », en plus d'être nourrissant et protecteur pour la peau.
- L'huile de coco est protectrice et nourrissante.
- L'huile végétale d'amande douce est apaisante et nourrissante.
- L'arrow-root permet d'obtenir une consistance plus ou moins grasse, à vous de doser en fonction de la sensation que vous souhaitez obtenir. Pour une crème grasse, diminuez l'arrow-root ; pour un baume moins gras, doublez voire triplez la quantité.
- La vitamine E sert à conserver votre préparation le plus longtemps possible, mais c'est aussi un actif anti-âge !

Shampoing solide antichute des cheveux

Modéré • Coûteux • Préparation : 30 minutes + 48 heures de séchage • Conservation : 3 mois

Les ingrédients pour 1 galet

• 70 g de tensioactif SCI • 20 ml d'infusion de thym • 5 ml d'huile de nigelle • 5 ml d'huile de ricin • 10 ml de lait de coco • 1 goutte d'huile essentielle de Bay Saint Thomas (facultatif)

Le matériel

1 casserole pour le bain-marie + 2 bols + 2 ou 3 cuillères à café + 1 moule en silicone + Des gants en silicone + 1 masque + 1 balance

LA PRÉPARATION

1. Préparez l'infusion de thym.
2. Faites fondre au bain-marie le tensioactif avec le lait de coco et l'infusion de thym, jusqu'à obtenir une pâte collante.
3. Hors du feu, ajoutez les huiles végétales et l'huile essentielle.
4. Versez votre préparation dans un moule. Tassez le tout afin que le shampoing tienne et qu'il ne s'émiette pas ultérieurement.
5. Mettez votre préparation au réfrigérateur environ 30 minutes pour que le savon prenne.
6. Laissez votre shampoing sécher 48 heures à température ambiante avant de l'utiliser.

Comment l'utiliser ?

Votre shampoing s'utilise comme un pain de savon : frottez-le entre les mains avec de l'eau jusqu'à ce qu'il mousse, puis lavez vos cheveux comme avec un shampoing liquide. Vous pouvez aussi le frotter (pas trop fort !) contre vos cheveux mouillés, à votre convenance !

Laissez sécher votre shampoing sur un porte-savon après utilisation. Vous pouvez l'emporter dans une petite boîte lorsque vous voyagez, très pratique pour voyager léger !

Les actifs

• Le tensioactif SCI est l'ingrédient qui rend votre shampoing de savon solide et qui permet de le faire « mousser ».

• Tous les autres ingrédients sont des actifs qui favorisent la pousse et ralentissent la chute des cheveux.

PRÉCAUTIONS D'USAGE

ATTENTION ! Le SCI peut être irritant pour les poumons, utilisez un masque lorsque vous le manipulez.

Mise en garde
Malgré tout le soin apporté à la rédaction de cet ouvrage, une erreur aura pu s'y glisser. L'auteure et l'éditeur déclinent toute responsabilité concernant l'utilisation des préparations présentées. Ce livre ne saurait remplacer un médecin ni se substituer à un traitement médical. Il appartient au lecteur de prendre ses responsabilités en matière de sécurité et de connaissances de sa condition physique ; l'auteure et l'éditeur ne sauraient être tenus pour responsables des conséquences qui découleraient de l'utilisation du présent ouvrage ni, bien sûr, en cas d'interprétation erronée.

Illustrations de l'intérieur : Clémence Daniel

Illustration de couverture : Anne-Soline Sintès

Direction de la publication : Isabelle Jeuge-Maynart et Ghislaine Stora

Direction éditoriale : Agnès Busière

Coordination éditoriale : Marie Gazagne

Édition : Book-sitter

Conception graphique et mise en page : Violette Bénilan

Couverture : Véronique Laporte

Fabrication : Geneviève Wittmann

ISBN 978-2-03594842-7

PAPIER À BASE DE FIBRES CERTIFIÉES

LAROUSSE s'engage pour l'environnement en réduisant l'empreinte carbone de ses livres. Celle de cet exemplaire est de :
400 g éq. CO_2
Rendez-vous sur www.larousse-durable.fr

Pour les éditions Larousse, le principe est d'utiliser des papiers composés de fibres naturelles, renouvelables, recyclables et fabriquées à partir de bois issus de forêts qui adoptent un système d'aménagement durable. En outre, les éditions Larousse attendent de leurs fournisseurs de papier qu'ils s'inscrivent dans une démarche de certification environnementale reconnue.

Imprimé en Espagne par Macrolibros SL, Valladolid
Dépôt légal : mai 2018
320412/02- 11043335 - novembre 2019